はじめての生化学

千葉大学名誉教授
医学博士　　　　　　　管理栄養士
三浦　義彰・橋本　洋子　共著

化学・生物学の初歩から始めよう

株式会社　杏林書院

はじめての生化学　正誤表

ページ	上からの行数	誤り	正しい
3p	1	ヒトの生体	人の生体
15p	14	nucleosome	nucleorus
17p	12	細胞と必要	細胞に必要
18p	19	ケリー	カー
35p	3	マルダー	ムルダー
37p	7	構造というのは	構造の解明には
52p	5	得る場合	計算する場合
	12	ミカエリス	ミハエリス
61p	11	histonen	histone
	16	Kormberg	Kornberg
63p	1	などがある	などの種類がある
68p	12	CO-factor	Co-factor
70p	19	妨ぐの	妨げる
71p	20	造語法	しゃれた造語法
72p	11	northourn	northern
83p	2	名称もこれに起因している	繰り返しである．
	13	ガーゴイ （Gargoylism）	ガーゴイル （Gargoylism, ハーラー症候群）
97p	表11-1	アラキン酸	アラキジン酸
121p	19	小腸の分泌	小腸での消化液の分泌
124p	4	サイロキシン	チロキシン
146p	11	フラビンアデュン	フラビンアデニン
157p	6	アラテラウス	アラエテウス
158p	13	栄養バランス	栄養のバランス
168p	16	ガーゴイ	ガーゴイル
169p	17	Ph	pH
174p	10	ミカエリス	ミハエリス
176p	下から2	CO-factor	Co-factor
177p	12	hormon	hormone

まえがき

これまでに三浦は医学生のための生化学の教科書は何冊か書く機会がありましたが，いずれも何人かの方々と共著です．その中にはハーパー（Harper）の生化学のような訳本も含まれています．その原本は原著者が栄養学者であったため，医学生向きに大変よく書かれており，一時は全国の医学校で採用して下さる所が多くベストセラーになりました．しかし，ハーパーの引退に伴い，腎臓や血液など医学生には必須の項目が縮小されてしまいました．欧米の医学校の生化学を担当する教授が昔のようにMDとは限らず，PhDが増加したからです．

その上，わが国では最近，受験技術の上から，高校で化学も生物学も履修しない学生が増加して，生化学の講義が理解され難くなってきています．この本はそのような学生でも理解できることを目標に執筆しました．また，あまり分子生物学に偏した生化学よりも，昔の医化学といわれた頃の教科書に立ち返って叙述してみました．

元来生化学は今から100年ほど前に生理学の講座から独立して生理化学として出発しました．当時の生理学講座との協定によると，生理学では脳神経，循環器，呼吸器，感覚などを教え，生化学では，栄養学，消化器，尿の生成，内分泌などを主として教えておりました．この協定は100年たった今でも生きており，教科書もまたそれに従っております．しかし，同じ人間の機能を分けて異なった学問として教えるのは無理で，理解に苦しむこともおこってきます．本書では初歩の臨床的知識を与えるような生理化学的事実を敢えて書き添えてみました．また，栄養学講座の独立していない医科大学もあることから栄養学の初歩もいくらか執筆しました．

私たちはここ数年共著の著書を何冊か執筆しております．この場合，企画から執筆，構成に至るまで共同作業です．しかし章によっ

ては少しは軽重の差は出てきます．糖質，脂質，ミネラル，ビタミン，栄養などの章は橋本の比重がまさり，タンパク質，核酸，エネルギーに関する章は三浦の比重が大きく，その他は五分五分です．本書の執筆で主な担当は次の通りです．

　1〜9章　　三浦
　10, 11章　　橋本・三浦
　13〜16章　　三浦
　　　17章　　橋本
　　　18章　　三浦・橋本

　表紙のデザインは橋本の大叔父に当たる，デザイナーの石田勝三郎さんにお願いいたしました．ここに深甚の謝意を捧げます．

　新しい教科書の執筆者にベテランと若手を起用していただいた杏林書院の太田博社長のご勇断にも心からのお礼を申し上げます．

　21世紀を目前にして，　　　　　　　三浦　義彰　橋本　洋子

生化学　目次

前書き

第1部　生化学入門

1章　化学への招待　　2
1. 地球の化学組成と生物の化学組成　　2
2. 生物体のできるまで　　3
3. 無機化合物と有機化合物　　5
4. 化学式の表わし方　　5
5. 官能基とその化学式　　7
6. その他の化学結合　　8
7. 水素イオン濃度　　8
8. 緩衝溶液　　10
9. 極性分子と無極性分子　　10
10. 浸透圧　　11

2章　細胞生物学への入門　　12
1. 生き物とはなんだろう　　12
2. 「代謝回転」は生きている証拠だろうか　　13
3. 典型的な細胞の構造　　13
    1) 細胞核　　14
    2) 細胞質　　15
4. 細胞の増殖　　16
5. 生体の膜の構造　　17
6. アポトーシス　　18

3章　生理化学への入門　　20
1. 生理化学で学ぶ分野　　20
2. 脳の生理化学　　21
    1) 脳のエネルギー　　21
    2) 脳の血流　　21
3. 呼吸器の生理化学　　22

   1）呼吸量　22
   2）肺胞　22
   3）赤血球と酸素との結合　22
   4）血球の緩衝作用　23
  4．循環器の生理化学　24
   1）造血の場所　24
   2）血球の寿命　25
   3）血管　25
   4）血圧と重力　25
   5）心拍　26
  5．生殖系の生理化学　26
   1）性染色体　26
   2）性ホルモンと二次性徴　27

第2部　ヒトの体の構成成分

4章　人体に含まれる水分　30

  1．水分の人体への出入り　30
  2．体液中の無機塩　31
  3．高齢者の水分量　32
  4．細胞内液と細胞外液　32
  5．血液の緩衝作用と浸透圧　32

5章　タンパク質の構造と分類　35

  1．タンパク質を構成しているアミノ酸　35
   1）タンパク質とアミノ酸　35
   2）Dアミノ酸とLアミノ酸　35
   3）アミノ酸の検出法　36
  2．タンパク質の構造と研究　37
   1）タンパク質の一次構造　37
   2）タンパク質の三次構造　40
   3）タンパク質の変性　42
  3．体内のタンパク質　43
   1）コラーゲン　43
   2）その他の細胞外マトリックスのタンパク質　44
   3）ヘムタンパク質　44

6章　酵素の生化学　　　47

   1. 酵素の命名　47
   2. 酵素の分類　47
   3. 触媒としての酵素　48
      1）生体触媒　48
      2）酵素の触媒部位　49
      3）補酵素　49
      4）アイソザイム　50
   4. 酵素のはたらき　50
      1）活性部位の構造　50
      2）酵素反応の機構　51
        ① Michaelis-Mentenの式　51
        ② Lineweaver-Burkの式　52
      3）誘導酵素　53
      4）酵素の分解　53
      5）タンパク質の分解　53
   5. 血液中の酵素のはたらき　54
   6. 酵素阻害剤の研究と補充療法　55

7章　核酸の生化学　　　56

   1. 核酸の研究の歴史　56
   2. 核酸の構造　58
   3. 核タンパク質の構造　61
   4. RNAの種類　62
      1）m-RNA　63
      2）t-RNA　63
      3）r-RNA　63
      4）低分子核RNA　64
   5. RNAポリメラーゼ　64

8章　タンパク質の合成　　　65

   1. 遺伝の暗号　65
   2. リボソーム　65
   3. タンパク合成の開始　66
   4. 転写開始に影響するDNAの因子　67
   5. ペプチド鎖の伸長と終結　69
   6. トランスロケーション　70

7. 抗生物質の作用点　70
  8. 翻訳後のプロセッシング　71
  9. 組み替えDNAの技術　71
  10. 組み替えDNA技術のフローチャート　71
  11. 組み替えDNA用語の解説　73
  12. 細胞分裂の周期　73
  13. 遺伝子治療　74

9章　アミノ酸の代謝　　　　　　　　　　76

  1. アミノ基転移と酸化的脱アミノ反応　76
  2. 尿素サイクル　76
  3. アンモニアの排出　77
  4. 炭素原子1個の移動に必要な化合物　77
   1）テトラヒドロ葉酸　78
   2）ビオチン　78
   3）ビタミンB_{12}　79
   4）S-アデノシルメチオニン　79

10章　糖質の生化学　　　　　　　　　　80

  1. 糖質の種類　80
   1）配糖体　81
   2）多糖類　81
   3）GAGのタンパク部分　83
  2. 糖質の消化　84
  3. グルコースの吸収　84
  4. 解糖系　85
   1）グルコースからピルビン酸の生成　85
   2）ピルビン酸からアセチルCoAまで　86
  5. クエン酸サイクル　87
  6. TCA回路（クレブス回路）の解説　89
  7. 呼吸鎖と電子伝達系　91
  8. 高エネルギーリン酸結合〜Ⓟの生成　91
  9. グリコーゲンの生成と分解　93
  10. 五炭糖リン酸側路　94
  11. 糖新生　94

11章　脂質の生化学　　　　　　　　96

　1．脂質の消化吸収　96
　2．脂肪酸　96
　　1）脂肪酸の書き表わし方と形　97
　3．脂肪酸の代謝　98
　　1）脂肪酸の分解系　98
　　2）脂肪酸の生合成経路　100
　4．脂質の種類　103
　　1）グリセロール　103
　　2）ケトン体　103
　　3）トリアシルグリセロール　104
　　4）リン脂質　104
　　5）グリコスフィンゴリピド　105
　　6）リポプロテイン　105

12章　ステロイドとプロスタグランジン 106

　1．ステロイド　106
　　1）ステロイドの生成経路　106
　　2）ステロイドの機能　108
　　3）胆汁酸　108
　2．プロスタグランジン　108
　　1）プロスタグランジンの由来　108
　　2）プロスタグランジン類の生成系　109
　　3）非ステロイド抗炎症薬の作用　111
　　プロスタグランジン発見の歴史　111

第3部　臨床の生化学

13章　ホルモンの生化学　　　　　　114

　1．内分泌と外分泌　114
　2．ホルモンのはたらき　114
　　1）細胞核にはたらいて遺伝子を介して特異タンパク質を作るホルモン　115
　　2）リボソームでタンパク質の合成を促進するホルモン　115

3）c-AMP を仲介に使うホルモン　　117
　　　4）細胞膜の受容体を介して作用するホルモン　　117
　3．副腎のステロイド・ホルモンのはたらき　　118
　4．ペプチド・ホルモンと Cyclic AMP　　119
　5．その他のホルモン　　121
　　　1）消化管ホルモン　　121
　　　2）下垂体中葉と後葉のホルモン　　121
　　　3）松果体ホルモン　　122
　　　4）胸腺ホルモン　　122
　　　5）心耳性抗ナトリウム利尿ホルモン　　123
　　　6）膵臓の他のホルモン　　123
　　　7）カルシウム代謝に関係するホルモン　　123
　　　8）甲状腺ホルモン　　124

14章　消化器の生化学　　125

　1．口腔での消化　　125
　2．胃での消化　　125
　3．膵液と腸液による消化　　126
　4．消化管からの吸収　　127
　　　1）水分の吸収　　127
　　　2）糖質の吸収　　127
　　　3）脂質の吸収　　128
　　　4）アミノ酸の吸収　　129
　　　5）核酸の吸収　　129
　5．大腸内での発酵　　129

15章　血液の生化学　　130

　1．血漿タンパク質　　130
　　　1）アルブミン　　130
　　　2）その他の運搬機能のある血漿タンパク質　　131
　　　3）グロブリン　　131
　2．血液の凝固のしくみ　　134
　3．血液に含まれる物質一覧表　　134

16章　腎臓と尿の生化学　　136

　1．糸球体での濾過　　136
　2．尿細管での選択的吸収　　138

3．細尿管からの分泌　　139

17章　ヒトに必要な栄養素の生化学　140

　　1．人体の所要エネルギーの測定法　　140
　　2．生活に必要なエネルギーの計算法　　141
　　3．国別の栄養所要量　　142
　　4．タンパク質所要量　　143
　　5．カルシウムの所要量　　143
　　6．アミノ酸の質の問題　　143
　　7．生活活動とスポーツのエネルギーの消費量　　144
　　8．ビタミン所要量　　146
　　　1）補酵素の成分であるビタミン（ビタミンB群，ビタミンK）　　146
　　　2）ホルモン作用のあるビタミン　　147
　　　3）抗酸化作用のあるビタミン　　148
　　9．ビタミンの化学構造　　149

18章　生化学と関係の深い疾病　152

　　1．がんについて　　152
　　　1）発がん性食品　　152
　　　2）制がん物質を含む食品　　153
　　2．糖尿病について　　157
　　　1）糖尿病の歴史　　157
　　　2）急増している糖尿病　　158
　　　3）糖尿病の病態　　159
　　　4）成人型糖尿病（NIDDM）の病態　　159
　　　5）砂糖と糖尿病　　161
　　　6）グリセミック・インデックス　　161
　　　7）肥満遺伝子　　162
　　　8）転写因子　　163
　　　9）新しい食品（低カロリー食品）　　164

索引　　167

第1部　生化学入門

1章　化学への招待
2章　細胞生物学への入門
3章　生理化学への入門

1章 化学への招待

　これから医学を学ぶためには，まず生化学の知識が必要になってくる．その生化学を学ぶためには化学と生物学の基礎を知っておかなくてはならない．ここでは，化学を学んでこなかった学生が生化学を勉強するための最小限の基礎知識を知って欲しい．

1. 地球の化学組成と生物の化学組成

　地球にしても，ヒトにしても，それを構成している物質は種々の元素からできている．それぞれの元素に対して，酸素にはO（Oxygen）という符号が，水素にはH（Hydrogen）という符号が与えられている．これらの元素は周期率表という表に順序よく並べられている．表1-1には周期率表の中で生化学を学ぶ上に必要な主な元素をあげてみた．

　また，表1-2には，それらの生体に含まれる元素の重量（％）を示した．周期率表の最初の3列以外にも，微量であるが生体には銅や亜鉛などの金属も含まれており，生理的に重要なはたらきをしている．

表1-1　生物に含まれている元素の周期率表（3周期まで）

周期	I	II	III	IV	V	VI	VII	VIII
1	H（水素）							
2	Li（リチウム）	Be（ベリリウム）	B（硼素）	C（炭素）	N（窒素）	O（酸素）	F（フッ素）	Ne（ネオン）
3	Na（ナトリウム）	Mg（マグネシウム）	Al（アルミニウム）	Si（硅素）	P（リン）	S（硫黄）	Cl（塩素）	Ar（アルゴン）

（これらの元素が全部生物に含まれてはいない）

表1-2 細胞に含まれる元素

元素	重量%
O	65
C	18
H	10
N	3
Ca	1.5
P	1.0
K	0.35
S	0.25
Na	0.15
Mg	0.05
総計	99.3

元素	重量%
Cu, Zn	
Se, Mo(モリブデン)	0.70
F, Cl, J(ヨード)	
Mn(マンガン), Co(コバルト), Fe(鉄)	
Li, Sr(ストロンチウム)	
Al, Si, Pb(鉛)	微量
V(バナジウム), As(ヒ素)	
Br(臭素)	

　ヒトの生体に含まれる元素の中で最も重要なものは炭素（C），酸素（O），水素（H），窒素（N）の4元素である．これに対して地球の化学組成を調べてみると，主要な元素は酸素（O），珪素（Si），アルミニウム（Al），鉄（Fe）などであり，酸素を除くと鉱物資源が多い．生物がつくられる時は，地球に少ないC，H，Oなどの元素を重点的にかき集める必要があるが，それでは生物はどのような機構でこれらのC，H，Oなどを生物体内に取り入れたのであろうか．

2. 生物体ができるまで

　微生物や植物がC，H，Oの3元素を自分の体内に集結させる仕組みは光合成という機構である．すなわち，大気中のCO_2（二酸化炭素）と地中の水（H_2O）とを材料に，緑色の葉などに多い葉緑体で，太陽光線をエネルギー源として使い光合成という機構をはたらかせてデンプン（C，H，Oの集まり）をつくる．

　光合成については高校生物で説明されてはいるが，簡単におさら

いしてみよう．図1-1に光合成の仕組みを示した．植物の葉などに多く含まれる「葉緑体」の中にはチラコイドという膜状の構造がある．これに太陽光線が当たると水（H_2O）が分解されて酸素ガス（O_2）と水素イオン（H^+）とが生じてくる．水素イオンは電子（e）そのもので，種々な原子の原子核の周りを，ちょうど地球の周りを人工衛星が廻っているように軌道をつくって廻っている．

化学では「酸化」の定義は，ある物質から電子が失われることであり，反対に「還元」とはある物質が電子を獲得することである．つまり，光合成の水の分解は一種の酸化と考えられ，電子の放出にともなって太陽光線のもつエネルギーが「エネルギー保存の法則」によってATPというエネルギーに富んだ化合物に形を変えて蓄えられている．（ATPについては第10章参照）

植物はATPがもつエネルギーを使い大気中の二酸化炭素（CO_2）と地中の水（H_2O）からデンプンというC, H, Oに富む化合物をつくり，動物はデンプンを食べることによってやはりC, H, Oを入手している．このようにして，生物は地球の地殻中の成分として

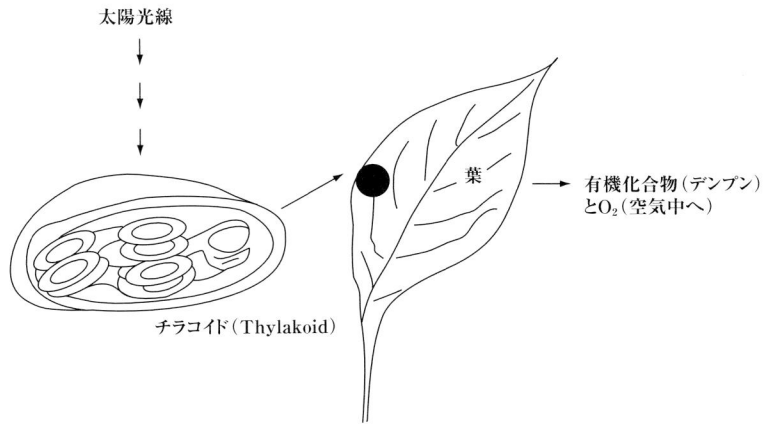

図1-1　光合成

は少ないC，H，Oを濃縮して生物の体をつくっている．

3. 無機化合物と有機化合物

　はじめに述べたように，地球の表面近くに多く含まれている元素は，酸素のほかは珪素，アルミニウム，鉄などの鉱物資源が多く，生物を構成している炭素，水素などが少ない．生物の体に多い炭素骨格をもつ化合物を有機化合物（organic compound）という．この言葉の語源は，もともと生物のことをオルガニズム（organism）と呼んでいたことにより生物由来の化合物という意味で命名された．これに対して鉱物などに含まれる化合物は無機化合物（inorganic compound）と呼ばれている．

　今日では，有機化合物はほとんど生物の力を借りなくても人工的に合成されるようになったが，有機化合物という言葉はまだ残っている．

4. 化学式の表わし方

　化学では元素間のしっかりした結合のことを共有結合（covalent bond）という．元素には，その原子核の周りに電子がグルグル廻っていて，これを外殻電子というが，2個の原子が外殻電子を共有している場合を共有結合という．ひとつの軌道にはスピンの異なる2個の電子しか入り込めないようになっているので，この条件が満足される時のみ共有結合が可能となってお互いに強い引力で結ばれる．

　共有結合には，H-H，C-H，C-Nなどの単結合（一重結合ともいう）のほかにC＝OやC＝Cなどの二重結合，あるいは三重結合もある．たとえば，共有結合を原子という生き物の手として表わして

みよう．原子は他の原子と結合するのに使われる何本かの手をもっている．図1-2，1-3，1-4，1-5にはそれぞれ原子を人にみたて，何人と握手ができるかを示してみた．

(1) 炭素：炭素には4本の手があり，同時に4人と握手することができる．炭素原子には6個の電子があり，そのうち2個は対になっていないので共有結合をつくる条件からはずれている．残りの4個の電子は共有結合をつくり得るので炭素には4本の手があるといえる．

(2) 酸素：酸素には2本の手がある．

(3) 窒素：3本の手があり，そのうち2本はそれぞれ水素1個と結合しているが，3本目の空いている手は有機化合物の炭素骨格と結合できる（図1-5）．

(4) 水素：水素には手が1本しかないので，2本の手をもつ他の原子と結合するため，水素は2個必要になる．

(5) 二酸化炭素：1個の炭素にある4本の手は各々2本の手をも

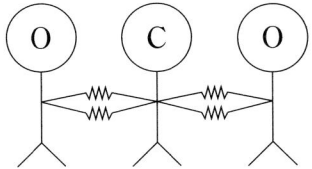

図1-2　二酸化炭素，CO_2

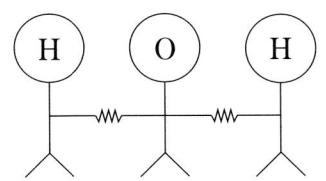

図1-3　水，H_2O

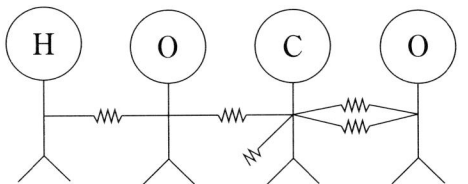

図1-4　カルボキシル基，-COOH

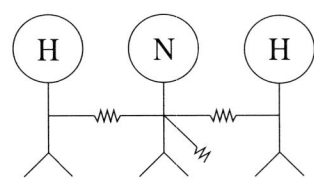

図1-5　アミノ基，$-NH_2$

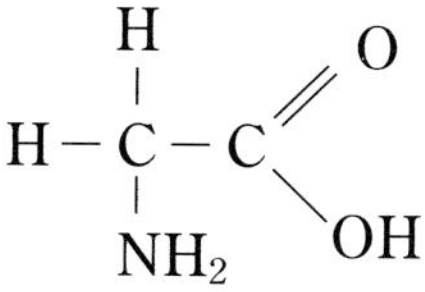

$$H-\underset{NH_2}{\overset{H}{\underset{|}{\overset{|}{C}}}}-C\underset{OH}{\overset{O}{\diagup\hspace{-0.5em}\diagdown}}$$

図1-6 化学式,アミノ酸の例(グリシン)

ている酸素原子2個と握手している格好になる(図1-2).
(6) 水:水素は1本の手しかもたないので,2本の手を持つ酸素原子と握手するために水素が2個必要になる(図1-3).

5. 官能基とその化学式

ある化合物が他の化合物と反応する場合,これと直接かかわる原子群を官能基という.官能基にはC,H,O,N,P,Sなどの元素が特定の順序に配列して,化学的な性質を示しているものがある.カルボキシル基,アミノ基,メチル基などがそれにあたり,化合物の化学的性質はどんな官能基があるかによって決まる場合が多い.たとえば,脂肪族炭水化物でも水酸基をもつものをアルコール(alcohol)類といい,ベンゼン核に水酸基をもつものをフェノール(phenol)類という.また,炭素と酸素が二重結合したC＝Oをもつものをカルボニール基といい,アルデヒドやケトン類はカルボニール基をもっている.官能基の1例を次にあげてみた.

カルボキシル基(-COOH):酸素,水素,炭素からなっていて,生体の中でも酸性を示す化合物によくみられる官能基である(図1-4).炭素のもつ4本の手のうち,左側の1本は空いていて他の原子と結合できるようになっているが,右側の1本の手には酸素,水素とが結合した水酸基(-OH)が結合している.あと2本残ってい

る手は二重結合といって，酸素原子と＝Oのように2本の手で握手している．台所にある酢は酸性を呈する液体だが，酸性を示すのはカルボキシル基があるからである．

6. その他の化学結合

生化学の分野ではタンパク質の研究が多く，共有結合のような化学式で表わしにくい，緩やかな結合が重要である．緩やかな結合には，水素結合（hydrogen bond），イオン結合，疎水結合などがある．硫黄原子間のS—S結合（ジスルフィド結合，disulfide bond）はもう少し安定した結合なので，化学式で表わされていることもある（図1-7）．

たとえば，水素結合は共有結合のように強い結合ではなく比較的弱い結合で，水素原子が仲介となっている結合である．化学式で表すと，

X—H……Y

のように，点線で表される結合である．

7. 水素イオン濃度

中性の水は僅かではあるが水素イオンと水酸イオンとに解離している．

$$H_2O = H^+ + OH^-$$

水素イオンは水素原子の原子核で，正の電荷をもっている．これは別名プロトンともいい，後述の極性分子との相互作用が強く，また，分極効果も強い．

溶液などの酸性度を表すpHは次の式で表されている．

$$pH = -\log [H^+]$$

1) 水素結合　　アスパラギン酸とグルタミン酸との結合

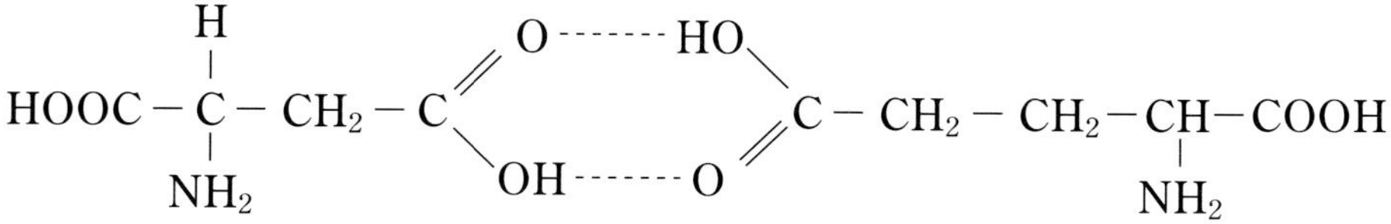

$$\text{HOOC}-\underset{\underset{\text{NH}_2}{|}}{\overset{\overset{\text{H}}{|}}{\text{C}}}-\text{CH}_2-\text{C}\overset{\text{O}\cdots\cdots\text{HO}}{\underset{\text{OH}\cdots\cdots\text{O}}{\diagdown\!\!\diagup}}\text{C}-\text{CH}_2-\text{CH}_2-\underset{\underset{\text{NH}_2}{|}}{\text{CH}}-\text{COOH}$$

2) イオン結合　　アスパラギン酸とリジンとの結合

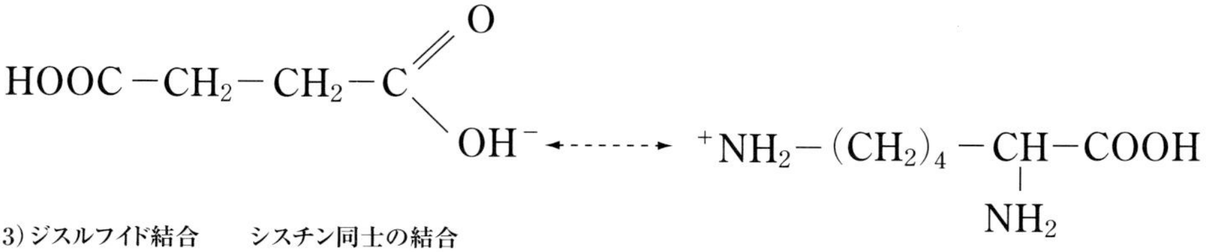

$$\text{HOOC}-\text{CH}_2-\text{CH}_2-\text{C}\overset{\text{O}}{\underset{\text{OH}^-}{\diagdown\!\!\diagup}}\quad\longleftarrow\quad {}^+\text{NH}_2-(\text{CH}_2)_4-\underset{\underset{\text{NH}_2}{|}}{\text{CH}}-\text{COOH}$$

3) ジスルフィド結合　　シスチン同士の結合

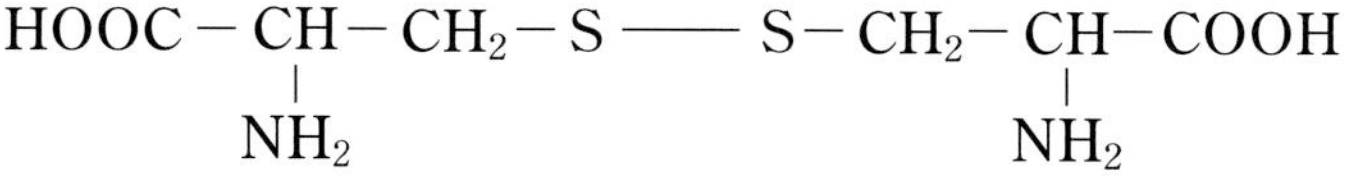

$$\text{HOOC}-\underset{\underset{\text{NH}_2}{|}}{\text{CH}}-\text{CH}_2-\text{S}-\!\!-\text{S}-\text{CH}_2-\underset{\underset{\text{NH}_2}{|}}{\text{CH}}-\text{COOH}$$

図1-7　緩やかな結合

中性の水の場合は

$$\text{pH}=-\log 10^{-7}=-(-7)=7.0$$

すなわち中性の溶液のpHは7で，酸性の場合は7以下，アルカリ性の場合は7以上である．プロトン濃度によってタンパク質は水素結合の度合いを変えるので，形状も変わってくる．酵素タンパク質の形が酵素作用を最大に発揮するようなプロトン濃度を至適pHという．ペプシンのように胃内の強い酸性の環境が至適pHの酵素もあり，血液中の多くの酵素のようにpH7.4で最もよくはたらく酵素もある．

8. 緩衝溶液

いま1Lの水に濃塩酸を1滴加えたとする．この水の酸性はpH3位に低下して，希塩酸といわれるほどになる．ところが，この水に予め緩衝溶液を加えておくと，酸性度はそれほど強くならない（緩衝液は英語でbuffer，フランス語でtamponという）．

体内で緩衝作用を行なっているのは，炭酸水素塩（HCO_3/H_2CO_3），オルトリン酸塩（H_2PO_4/HPO_4）や細胞内のタンパク質である．一般的には緩衝作用のある溶液は弱酸とその塩基，あるいは弱塩基とその酸である．

血液中には必要に応じて緩衝液が存在していて，体に不必要な酸は腎臓から，二酸化炭素は肺から排出されて，血液のpHが大きく変化しないように調節されている．激しい運動の後，血液中には乳酸が溜まり血液は弱酸性になることもあるが，緩衝液がはたらいて直ぐにpHは7.4付近に修正される．

9. 極性分子と無極性分子（polar moleculeとnon-polar molecule）

ある化合物ABはAという原子とBという原子とが化合してできたものと仮定する．AもBも強さの異なる電子を引きつける力がある場合，ABという化合物はAとBとが持っている，どちらか強い方の電気的性質（＋か−）を示す．このABという分子を極性分子といい，こういう分子は極性溶媒に溶ける．例えば水は僅かながら，H^+イオンとOH^-イオンに分かれているから極性溶媒である．AB分子は極性分子で極性溶媒の水に溶け，また，後述のタンパク質も極性分子なので水に溶ける．

次にCDという分子があり，CとDとの間に電子をひきつける力に差がないとすれば，CD分子は無極性分子で，無極性溶媒に溶ける．無極性溶媒というのは，ベンゼン（benzene），クロロホルム（chloroform），エーテル（ether）などいわゆる有機溶媒がそれに当たる．脂肪は無極性分子なので，水には溶けず，有機溶媒にのみ溶ける．タンパク質は極性分子で水に溶けるので，水和しているといわれる．水和状態のタンパク質のまわりには水の分子が集まり，水素結合によって団結し，大きな集団を形作っている．これに反して無極性分子の脂肪は水和せず，分子同士の団結も弱く，水分の集団から離れて，孤立して存在する．水と油は相互に離れようとする性質が強い．

10. 浸透圧

腎機能が悪い時には血液の透析を行なう場合もある．血液がセロファンの管を通過している間に，血液内から尿中に排出されずに蓄積されている尿素などは分子量が小さいので，セロファン膜の乳から外の液体へ排出される．しかし，タンパク質は分子量が大きいので，血管内にとどまる．このセロファン膜を半透膜という．この半透膜を通して，外の液体は血管内に入ろうとするが血液の持つ浸透圧が強いので（普通の体温程度で7—8気圧），外の液は入って来ない．この浸透圧は血液内の食塩によるもので，0.8％の食塩水のもつ浸透圧に等しい．圧の生ずる原因は内外液の濃度の差によるもので，濃い液体が薄まろうとする力である．激しい運動後に渇きを覚えるのは発汗のため水分を失った血液の浸透圧が上昇し，視床下部の渇きの中枢を刺激するからである．

2章　細胞生物学への入門

　患者さんの治療に身を捧げようとする医学生には，少なくとも生き物の特性は知っていてもらいたい．分類学や発生学の高度な知識が必要という訳ではなく，強いていえば，生物学の分野でも細胞生物学の知識が必要と考えられる．ここでは，細胞生物学を主とした生物学の最近の知識を簡単に述べてみる．

1. 生き物とはなんだろう

　鉱物などの無生物と異なり，動物は動き回り，植物は場所を移動することはないが上に向かって伸びていく力をもっている．また，細菌やウイルスは自己増殖の能力をもっている．生物の基本的な性質としては「自己増殖能」があると考えられる．

　1935年，カリフォルニア大学のスタンレー（W. M. Stanly）はタバコモザイク病ウイルスをタンパク質の結晶として取り出した．それまで結晶というと無生物と考えられていたのが，この結晶状のウイルスには自己増殖能が備わっていた．さらに翌年，バーデン（F. C. Bawden）等はこのタンパク質にはRNAも含まれており遺伝情報ももっていることを発見した．これらによって結晶状になる生物の存在が確定したのである．

　その上近年，ウシの狂牛病をおこす病原体であり，またヒトの老化を早めるクロイツフェルト・ヤコブ病（Creutzfeldt-Jacob）の病原体でもあるプリオン（prion）というタンパク質が発見された．このタンパク質は核酸をもたないので遺伝情報は含まれていないが，病原体として増殖が可能である．

　これらを考えてみると，生物と無生物との間に明らかな境界線を

つくることは難しい．

2. 「代謝回転」は生きている証拠だろうか

　　自己増殖能以外に生物に特有な現象として，「代謝回転（metabolic turnover）」の存在が確認されている．metabolismという外来語は最初「新陳代謝」と訳されていた．「陳」は「古い」という意味，「謝」は「去る」ことを表わし，物質の新旧の交代を意味する言葉である．
　　コロンビア大学のシェンハイマーとリッテンバーグとが窒素の同位元素^{15}Nを用いて肝臓のタンパク質の新旧交代の早さを調べたのは1935年のことであり，その際「代謝回転」をいう言葉で表わしている．代謝回転の速度は元素によって異なるが，彼らの実験によると，一般的には動物の年齢が若ければ若いほど回転速度が速く，老齢になると遅くなり，生物が死を迎えると新しく食物として元素が摂取されないので，代謝回転は止まってしまうという．
　　すなわち，「生きている」ことは代謝回転があるために生物の体を構成する元素が新旧の交代を行なっていることであり，「死ぬ」ということは代謝回転が止まり体を構成する元素の新旧交代が無いことと考えられる．

3. 典型的な細胞の構造

　　細胞の構造を模式的に描いてみよう．図2-1にあるように，高等動物の細胞には細胞核とその周囲を取り巻く細胞質とがあるが，ヒトの成熟した赤血球のように分化の過程で核を失ってしまい核をもたないものもある．

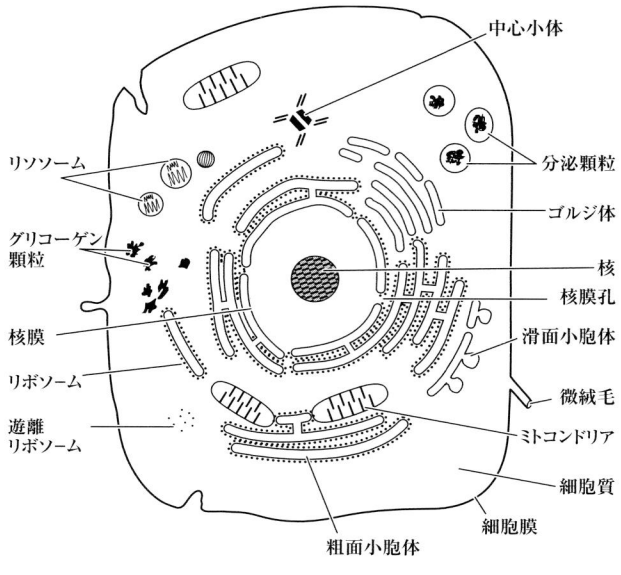

図2-1　細胞の微細構造

1）細胞核

　　細胞核は核膜に囲まれている．核膜には諸処に小さな孔があり，細胞質にある小胞体につながっている．この孔は遺伝子のメッセージがメッセンジャーRNA（m-RNA）の形で細胞質に運びこまれる道になっている．核の中には棒状の染色体があり，染色体は核分裂の休止期にはみえないが，核分裂の時期が近づくと現われてくる．棒状になっている染色体にはくびれた場所があり，これを境界として長い方（長腕とよぶ）をp，短い方（短腕とよぶ）をqと名付け，遺伝子の座を示す時に用いられる．p，qの境目には動原体（kinetochore）と呼ばれる小体がある．

　　細胞核を地球にたとえると，南極と北極にあたる場所に中心小体（centriole）があり，これと各染色体の動原体とは糸状の構造物で

結ばれている．したがって，全体像は紡錘形をしているので紡錘体（spindle）と呼ばれ，各染色体は中心小体から糸につながれて赤道面に並んでいることになる．核分裂がおこると，各染色体は縦に分裂し，姉妹染色体がそれぞれ南極と北極とに糸状構造によって運ばれていく．無糸分裂（amitosis）は単に細胞核がくびれて分裂する現象をいい，正常な細胞ではほとんどみることはできない．

　染色体の末端には末端小粒（teromea）があって，ここにはDNAの符号TTAGGGが反復されている．細胞分裂が1回おこるとこの符号は約50字ずつ短縮される．新生児の線維芽細胞のように80回も細胞分裂できる細胞はこのDNAの符号反復は多いが，80歳の老人の線維芽細胞では40回しか分裂できないので符号反復は少なくなる．つまり，符号反復の度数は細胞の寿命に関係しており，年齢とともに反復は少なくなる．また，細胞核の中には核小体（核仁，nucleosome）があり，ここではリボソームの核酸（ribosomal RNA）を合成しているが，がん細胞は核小体が大きくなるので診断の根拠とされている．

2）細胞質

　細胞質にはミトコンドリアが存在している．ミトコンドリアはもとは独立した微生物で，新しい効率のよいATP製造機関をもっていたため，効率の悪い嫌気性の解糖によるATP製造機関しかなかった細胞が自身の体内に取り入れたという説があった．しかし，最近の説では，進化した遺伝子の一部がちぎれて細胞質に移ったという方が真実と考えられている．ミトコンドリアは地球上に増加した酸素を利用して効率よくATPをつくることができる．環境の変化に応じた進化の例と思われる．

　細胞質には小胞体という膜状の構造がある．これはendoplasmic reticulum，ERともいい，タンパク質を合成する場所である．ここ

にはメッセンジャーRNAがDNAのメッセージを運び込み，アミノ酸と結合している運搬RNA（transfer RNA）の助けを借りて，DNAの指図通りアミノ酸を並べてタンパク質を合成する．この他，細胞質にはゴルジ体（Golgi body）というものがあり，消化吸収された脂肪にタンパク質の膜を被せ，極性溶媒に溶けやすくして血液中に送り出している．さらにもうひとつ細胞質に存在している細胞内オルガネラはリソソーム（lysosome）である．ここにはタンパク質や多糖類を加水分解する酵素があり，細胞内消化が進むと細胞質のpHは6.8付近の酸性になる（細胞核はややアルカリ性になる）．

4. 細胞の増殖

　成長の終わった個体では細胞の増殖はあまりみられない．しかし腸粘膜の上皮などは個体が死ぬまで増殖を続ける．いったん増殖の止まった細胞が再び増殖を始めるのは創傷の治癒過程などで実験的によく研究されている．

　肝臓の再生を例としてみると，肝臓の再生実験ではネズミやハトの肝臓の2/3を切除した直後から再生過程が始まる．切除直後に細胞膜のアラキドン酸が遊離し，プロスタグランジン（prostaglandins）類の合成が始まる．これに引き続いてpleiotrophic responseといわれている一連の生化学的反応がおこり，24時間以内にDNA合成が始まる．そして切除後2週間で肝臓はもとの大きさまで快復する．すなわち，細胞膜の損傷によって生じる物質が細胞増殖を始める「ひきがね」になっている．

　臓器移植の場合，臓器の提供者は事故による脳死の状態にある人から選ばれるのが普通であるが，肝臓移植の場合はしばしば生体肝移植が行なわれている．その理由は肝臓のもつたぐい希な再生能力

のために，生きている人から肝臓を採取しても，短期間にもとの大きさまで再生できるからである．しかも再生能力は切除肝が大きいほど強いので，ドミノ移植のように，1人だけでなく2人以上の人にも移植が可能なことである．これは最初の再生の刺激が細胞膜の損傷が大きければ大きいほど強いので，肝臓の部分切除はある程度以上大きい方が好ましい．

5．生体にある膜の構造

　細胞を仕切っている膜は細胞膜ではなく，正しくは形質膜（plasma membrane）といい，図2-2に示すように脂質の二重層の膜にタンパク質の塊がところどころに突き刺さっている．
　形質膜には種々の機能がある．たとえば選択性のある透過性形質膜は，どんな物質でも通すわけではなく，細胞と必要なものだけを

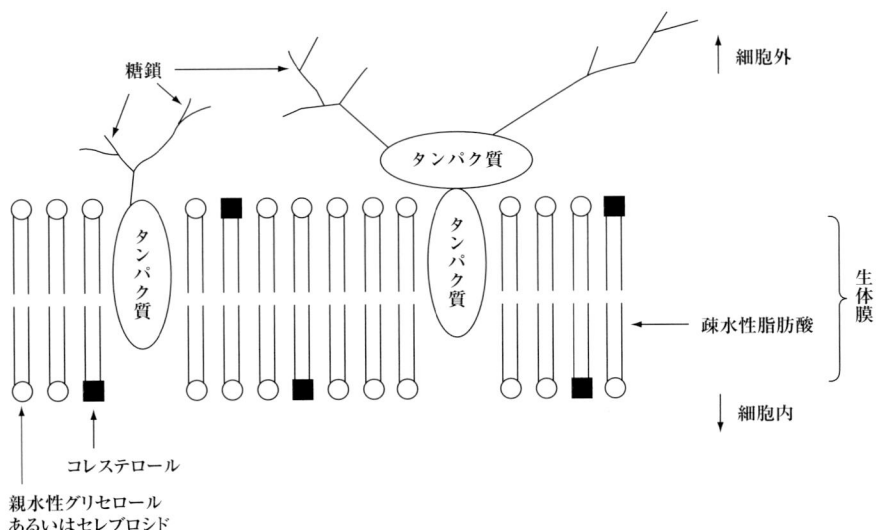

図2-2　流動性に富む生体膜モデル

透過させる機能がある．形質膜はゴルジ体とも融合するし，ホルモン受容体などもあり，外界からの信号の受信，エネルギーの転換も行なう．脂質としてはリン脂質が多く，レシチン，スフィンゴミエリン（sphingomyelin），カルジオリピン（cardiolipin）がある．次に多いのはコレステロールである．糖脂質としてはcerebrosideもある．タンパク質も含量としては脂質と同じ程度存在し，アンテナのように糖鎖を外界に伸ばしているものもある．その中でもReceptor proteinは特にホルモンなど刺激を受け止め，細胞内部にそれらの情報を流している．細胞内部の物質を外部に持ち出す時はexocytosisといって，あたかも家庭の生ゴミのように袋に入れたまま持ち出す方式もあり，逆にendocytosisといって細胞の外部から買い物袋のように袋ごと細胞内部に外部の物質を持ち込む方式も可能である．このように形質膜は流動的に細胞の内外の物質の流れに対応している．

6. アポトーシス

　アポトーシスは英語ではapoptosisと書いてtの前のpは読まない．フランス語ではapoptose（アポプトーズ）と書きpは発音する．語源はギリシャ語のapo（離れる），とptosis（落ちる）の合成語で落花，落葉を意味する．1978年にケリー（Kerr）らが胸腺細胞に副腎皮質ホルモンのグルココルチドを与えるとクロマチンが凝固して細胞が死ぬことを発見，アポトーシスと名付けた．

　細胞が死ぬ場合は普通「壊死」が多い．壊死の場合，細胞は水が入り込んで膨潤し，形質膜は破れて死に至る．DNAの断片化などの変化はみられない．アポトーシスの場合は形質膜に小突起があらわれ，細胞の形が変形する．最も特徴的なのは細胞も核も断片化することである．これは内因性のエンドヌクレアーゼが活性化するた

めといわれている．そのためアポトーシスのことをprogrammed cell deathといって，細胞の自殺と考えている人が多い．

　アポトーシスをおこす遺伝子の産物として，エンドヌクレアーゼのほかFas抗原というアミノ酸が306個あるタンパク質がある．逆にアポトーシスを抑制する遺伝子bcl-2があり，その産物は26kDaでEB virusタンパクに似ている．

3章　生理化学への入門

　栄養学が急に進歩し始めたのは今から約100年前であり，生理学の中でも食物の消化，吸収やエネルギー代謝が明らかになってきた．医学校の講義にも，生理学の中でも化学に詳しい人が生理化学あるいは医化学として生理学から独立して講座を開き始めた．東京大学では，1897年に隈川宗雄教授が，京都大学では1899年に荒木寅三郎教授が，それぞれ医化学講座を開設している．ここでは生理化学の歴史も含めて述べてみる．

1. 生理化学で学ぶ分野

　医化学講座の開設にあたり，その時の協定によると，生理学では脳神経，循環器，呼吸器，感覚，内分泌を講義し，生理化学（医化学）では栄養学，消化・吸収，腎臓の機能などを教えることになっていた．ところが最近では，生化学の領域に分子生物学，細胞生物学，バイオテクノロジーが入り込んできたため，割り当てられた時間が窮屈になってきている．また医師免許のある（医師の資格をもつ）教官が減り医師以外の教授（PhD）が増えたために臨床に必要な生理化学をあまり教えられていないのが現状である．この本ではあえて100年前の協定をやぶって，臨床に必要な生理化学の領域にも足を入れてみようと思う．

2. 脳の生理化学

1) 脳のエネルギー

　　　　脳における記憶の成立には，短期の記憶にはRNAの合成が，長期の記憶の成立にはタンパク質の合成が必須である．脳は1日に約300kcalのエネルギーを消費しており，そのうち学習に必要なエネルギーは約80kcalだけである．しかし，酸素消費量をみると，全身の酸素消費量の約29％にあたる．脳はエネルギー源としてグルコースのみを消費する．そのため低血糖や低酸素症にきわめて弱く，酸素が不足すると10秒足らずで意識を失ってしまうほどである．

2) 脳の血流

　　　　青色色素のひとつ，トリパン青を動物に注射すると，全身の組織が青く染まるのに，脳だけは青く染まらない．これは血液と脳との間に関門（blood brain barrier）があるためである．水，二酸化炭素，酸素は関門を容易に通過できるが，グルコース，ナトリウム，カリウムなどは通過に時間がかかる．また，新生児の関門は緩やかだが，年齢とともに関門の通過が厳しくなる傾向がある．薬品の通過は薬によって異なり抗生物質でもペニシリンは難しく，エリスロマイシンに寛大である．

　　　　脳の血流の強さは部分的に加減されている．たとえば，右手を握りしめると脳の左半球の手の運動領の血流が増す．読書の際には広い範囲で血流が増してくる．脳に存在するグルコース，グリコーゲンの量は大変少なく，補給がない限り，僅か2分で使い果たしてしまう．したがって，受験生の夜食はカロリーが多いことは必要でなく，むしろ血糖量を高める方がよい．

3. 呼吸器の生理化学

1）呼吸量

　　健康人は1分間に12—15回の呼吸を営む．この呼吸回数を律しているペースメーカーは脳幹下部（脳幹：大脳半球と小脳を除いた細長い部分で生命維持の重要な部分）にある．1回の呼吸によって500mLの空気，すなわち毎分6—8Lの空気を体内に取り込み，酸素としては250mLが吸入され，200mLの二酸化炭素が排出されている．

2）肺胞

　　肺胞は気管支の末端にある半球状の部分で，ガス交換が行なわれる場所である．

　　ヒトの肺には3億個の肺胞があり，肺胞の全表面積は約70m^{2}程である．しかし1回の呼吸で肺胞まで入ってくる新鮮な空気は350mLに過ぎないので，肺胞気の更新される程度は僅かである．言い換えると肺胞気のガス組成はかなり一定している．

　　また，肺胞は外界から異物が侵入しないように，二重，三重に防御されている．まず，鼻毛で比較的大きな異物の侵入を遮断し，次に気道粘膜の線毛エスカレーターが異物を毎分16mmの早さで搬出する．それでもなお肺胞にまで入った異物はマクロファージによって補食される．

3）赤血球と酸素との結合

　　血液中の赤血球に含まれるヘモグロビンの酸素飽和度と酸素分圧との関係を図3-1に示した．縦軸に酸素飽和度（％）を，横軸に酸

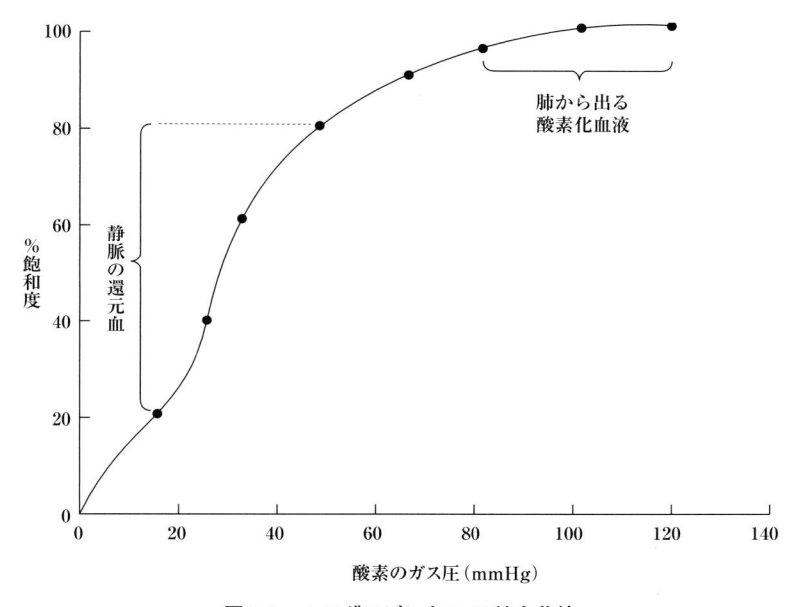

図3-1　ヘモグロビンとO₂の結合曲線
(三浦義彰監訳：ハーパー生化学　18版　P548　図37—4，丸善，1982による)

素分圧を表わすと，温度の推移もpHの変化も，いずれの曲線もS字状のものが得られる．この曲線によると，僅かな酸素の増加でも飽和度が急激に増してくることがわかる．この曲線には影響を与える3個の要因がある．それはpH，温度，そして解糖系の産物の2,3ジホスホグリセレート（2,3DPG）である．温度の上昇，酸性度の増加はこの曲線を右に移動させる．すなわち，酸素分圧が高くないとヘモグロビンは酸素で充分に飽和されない．また，高地では赤血球の2,3-DPGの濃度は著しく増加し酸素分圧が低くてもヘモグロビンと結合しやすくなる（高地への順応）．

4）血球の緩衝作用

　　血球中では血漿タンパク質のカルボキシル基とアミノ基とが解離

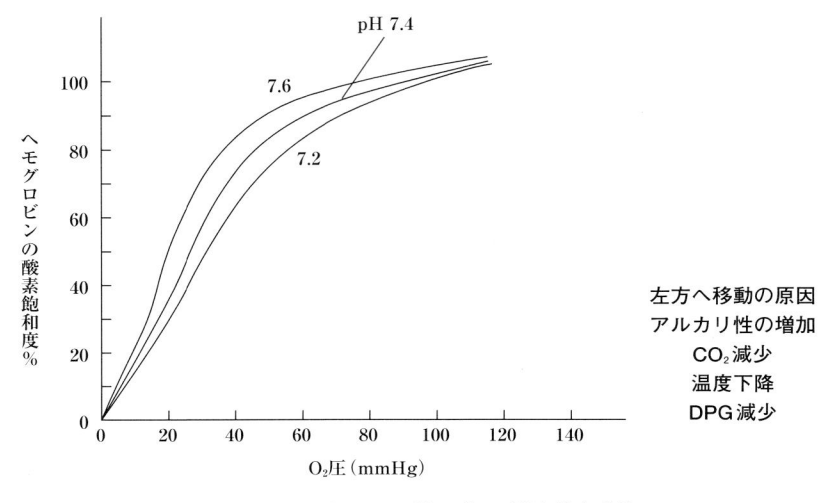

図3-2　pHによるヘモグロビンの酸素飽和曲線
（三浦義彰監訳：ハーパー生化学　18版　P549　図37—5，丸善，1982による）

左方へ移動の原因
アルカリ性の増加
CO_2減少
温度下降
DPG減少

して有効な緩衝作用がはたらいている．それゆえ，血液のpHは7.4を中心にあまり変動がおこらない．

　pHが酸性に傾くのは，激しい運動後に乳酸が増加した場合にみられ，反対にpHがアルカリ性に傾くのは集団ヒステリーにおこりやすい過呼吸の場合にみられる（図3-2）．

4. 循環器の生理化学

1）造血の場所

　　　血液は成人では赤血球，白血球，血小板は骨髄の幹細胞でつくられている．ごく最近，胎児の幹細胞の培養に成功したので，将来血球は培養で得られることになるかもしれない．胎児では肝臓，脾臓でもつくるが，20歳を越えると，長骨骨髄は骨端部を除き不活性

の脂肪組織になり,造血は平たい骨でのみ行なわれるようになる.

2) 血球の寿命

流血中の赤血球の寿命は約120日である.別の言い方をすれば,毎秒20万個の赤血球が循環血の中に現われてくることになる.白血球の寿命は血球の種類によって異なっている.好中球の流血中の半減期は約6時間にすぎない.好中球は毛細管壁を通って腸管内に出て失われるために,体はその補給に毎日好中球を約10^{11}個つくっている計算になる.血小板の半減期は約7日である.

3) 血管

大動脈は内径が2.5cmもある.したがって,その中に含まれている血液量も多量であろうと思いがちだが,全血液量の54％は静脈の中にある.毛細血管は数が多く,その総壁面の広さは4500cm^{2}にも及び,種々の生理機能が営まれている.内分泌腺,小腸,腎臓などの血管には窓が開いていて,薄い膜を通して比較的大きな分子も通過している.

静脈の血管壁には僅かながら平滑筋があって,強く収縮することもある.採血の時,失敗して何度も血管壁を傷つけると,血管は収縮してしまい採血はできなくなる.

4) 血圧と重力

血圧には,収縮期血圧と拡張期血圧とがある.心臓のポンプの力によって血液が押し出される時の血圧を収縮期血圧といい,心臓のポンプの力が最低になる時の血圧を拡張期血圧という.

重力は血圧に影響を与える.立位で血圧を測定する場合,心臓と同じ高さで血圧が100の時,頭部では60,足部では180を示す.座位,横臥位でも異なることから,前回の測定値と比較する場合に

は再測定は体位を前回と同じにする必要がある．

5）心拍

　　心臓の拍動を心拍といい，心臓の刺激伝導系のペースメーカーによって律せられている．不整脈は大別して3種に分けられる．ペースメーカーの興奮の頻度が1分間に220までの心房性の頻脈，350までの心房粗動，350以上の心房細動である．

　　手で触れる脈拍は脈圧の大きさによって左右される．これは平均血圧とはあまり関係がない．脈圧が大き過ぎると，本人は心臓の拍動を強く感じ，自己の心音が聞こえるとさえいわれている．

5．生殖系の生理化学

1）性染色体

　　ヒトの常染色体にはその形の特徴をとらえて，1から22まで分類されて，番号がふられている．23番目の性染色体は男性ではXとY，女性ではXとXとが対をなしている．生殖細胞でおこる減数分裂の結果，生じてくるのはXかYである．

　　異常な減数分裂の結果，XYYという男性が生まれると，その人は背が高く，ニキビができやすい．この型の男性は攻撃的性格で，囚人の中に多く見い出されるといわれたが，統計的な調査では否定されている．

　　またXXXという女性が生まれると，スーパー女性と呼ばれていて，並はずれて女っぽい性格があるといわれていた．しかし，その後の調査では異常のある例は少ないという．

　　常染色体の21番に減数分裂の異常がある，トリソミー21はダウン症候群ともいわれ，知能の発達が遅れる．

2）性ホルモンと二次性徴

　　二次性徴は男性ではアンドロゲン（androgen）ホルモン，女性ではエストロゲン（estrogen）ホルモンの作用で現れてくる．男性ではアンドロゲンは出生後しばらくは活動を休止している．思春期になって，下垂体からゴナドトロピン（gonadtropin）が分泌され始めると，精子の形成が始まる．精子は精祖細胞で作られ，精子になるまで平均74日を要する．精子の形成温度は体温より低い．精嚢は体外に出ているため，その中の温度は37度ではない．まして極端にピッチリしたズボンやスポーツ用サポーターをはいて睾丸を43—45度に保つと，精子の形成が止まってしまったという実験成績もある．睾丸が出生後，体内から下降せず，潜在睾丸になった場合は精子の生産が損なわれるのみならず，悪性腫瘍になる可能性もある．

　　男性は1回の射精で3mLの精液を出し，この中には約3億個の精子を含む．射精を繰り返すと精子の数は急激に減り，精子の数が1mLあたり2000万以下になると卵を妊娠させることが不可能になる．

　　女性の思春期は月経の開始に始まる．卵子は出生時に200万個ほどあるが，漸次休止状態に入り，思春期には30万個以下になっている．月経1回毎に1個の卵のみが成熟する．排卵があると，破裂した卵胞は血液で満たされ，一部の血液は腹膜を刺激して下腹痛をひきおこす場合もある．排卵時には体温の上昇がみられる．排卵から72時間は卵子は生存していて，受胎可能である．受胎しなかった卵は月経となって排出される．月経の出血は平均5日続き，総量は約30mLである．

　　精子が卵に侵入する場所は卵管の中ほどで，受精卵はやがて子宮に向かって下降し，子宮に着床する．これから270日間が妊娠期

間で，着床が終わると胎盤ができてくる．胎盤からは絨毛ゴナドトロピンが分泌される．このホルモンに卵巣の黄体が反応して，黄体は次第に大きくなり，妊娠黄体と呼ばれるようになる．妊娠黄体からはエストロゲン，プロゲステロン（progesterone），リラキシン（relaxin）が分泌される．妊娠8週以後は黄体の作用は退行し始めるが，エストロゲン，プロゲステロンの分泌は分娩直前まで続く．

　分娩は最終月経から数えて284日後とされているが，早くも遅くもなる．分娩が近づくと，子宮にオキシトシンの受容体の生成が始まり，子宮筋の不規則な収縮がみられる．また，子宮頸部の拡張を促すリラキシンも分泌され，分娩が始まる．胎盤の排出された後，血中のエストロゲンとプロゲステロンの濃度が低下すると，分娩後1―3日経過して乳汁の分泌が始まる．このように妊娠，分娩は内分泌腺が順次活性化して進行するものである．

第2部　ヒトの体の構成成分

　4章　人体に含まれる水分
　5章　タンパク質の構造と分類
　6章　酵素の生化学
　7章　核酸の生化学
　8章　タンパク質の合成
　9章　アミノ酸の代謝
10章　糖質の生化学
11章　脂質の生化学
12章　ステロイドとプロスタグランジン

4章　人体に含まれる水分

　　人体の水分量は他の物質より抜きん出て多く，男性では62.6％もある．女性ではそれより10％少ないが，その代わり脂肪が多くなっている．体の成分で水分の次に多いのはタンパク質で16.4％である．3番目は脂肪で15.3％，地球の構成物質として多い無機質は人体には僅か5.7％程含まれているに過ぎない．ここでは体の大半を占める水分について述べてみる．

1．水分の人体への出入り

　　人体の水分の摂取量と排出量を表4-1に示した．食品が体内で栄養素として利用される場合，酸化がおこりその化学反応として水が生じてくることが多い．これを酸化水といい1日350mLにも達する．水分の排出量は皮膚から500mLも排出されているが，これには不感蒸泄といって，目に見えない汗として水分が蒸発する量も含

表4-1　水分の摂取量と排泄量

1日の水分摂取量				1日の水分排出量			
必然的に入る水分		随意に飲む水分		生理的に出る水分		飲量により変化する量	
飲料から	650*		1000	尿	700		1000
食品から	750**			皮膚から	500****		
酸化水	350***			肺から	400****		
				糞便から	150		
小計	1750		1000		1750		1000
合計		2750			2750		

　上の表は三浦義彰監訳のハーパー生化学(丸善18版)p584から得たものゆえ，欧米人のデータである．下記の*印のデータはメジカルフレンド社発行の看護婦国家試験問題集1998年のp61に記載されていたもので，出所は不明であるが，日本人のデータかと思われるので，ご参考までに付記する．
*900〜1500，　**700〜900，　***200，　****700〜900mL

まれている．肺からは400mLもの水分が排出されているが，こんなに多いのかと思う人は，呼気をガラスに吹きかけて湿らせることを考えれば，納得のいくことであろう．

　水分は体にとって大切な成分ゆえに，水分を無駄に排出しないよう，水分を再吸収する機構が種々の臓器にある．腎臓の細尿管での再吸収の他，大腸では消化液の水分などを再吸収している．コレラ菌の毒素による中毒で，大腸での水分の再吸収が妨げられると，無機質を伴った多量の水分が下痢として失われる．水分全体の再吸収率は99％にも及んでいる．

　尿量は食べた食品，飲んだ飲料の種類によっても大きく異なってくる．一般にタンパク質を食べると終末産物として尿素が合成されるので，その排出に必要な水分が多くなる．1日の尿量が700mL以下になると，体に不必要な成分の排出が充分に行なわれなくなる．塩類も多く摂り過ぎると，水で薄めて排出されるため，食塩の多い食事では尿量が増える．ビールには利尿作用があり，腎臓結石も洗い流す程の作用があるので，多量の水分を尿路に排出する必要のある時には医療用に用いられる．

2. 体液中の無機塩

　汗は舐めてみると分かるが塩辛い味がする．これは汗にかなりの食塩が含まれているからである．人体から排出される水分の多くは無機塩を含んでいる．体液中に多い無機塩はカルシウム，リン，マグネシウム，ナトリウム，カリウム，塩素などで，体液中では溶けやすいようにイオン化している．微量元素ではクロム，コバルト，銅，鉄，マンガン，モリブデン，セレン，亜鉛なども人体に含まれている．したがって，脱水症状の時に補給する水分にもこれらが含まれていることが望ましい．

3. 高齢者の水分量

　成人の体に含まれる水分量は約60％であるのに対し，高齢者は50—55％と低い．高齢になると腎臓の尿を濃縮する能力が低下してくる．したがって，薄い尿を多量に排出し，しかも喝感が鈍るので水分の摂取量が減り，脱水症状を起こしやすい．そのため血栓ができやすく，また，意識障害もおこしやすい．高齢者の水分摂取量は1400—2000mLの経口摂取が望ましいとされている．

4. 細胞内液と細胞外液

　体内の水分は存在する場所によって，細胞内液と細胞外液とに大別される．細胞内液は細胞外液より多く，体液の2/3を占めている．残り1/3は細胞外液であるが，その1/4が血漿である．細胞内液と外液との組織を図4-1に示した．

　細胞内液というのは文字通り細胞の内部に含まれている水分で，カリウムイオンと重炭酸イオンのほか，陰イオンとしてはリン酸イオンに富んでいる．細胞内液のもうひとつの特徴はタンパク質が多いことである．

　細胞外液は血漿，リンパ液，細胞間隙，軟骨，皮膚，骨格，分泌液に含まれている液体をいう．外液の陽イオンとしてはナトリウムが，陰イオンとしては塩素が圧倒的に多い．

5. 血液の緩衝作用と浸透圧

　血液のpHは正常では7.35—7.45に保たれている．激しい運動の後，乳酸が筋肉から血液に流れ込んだ場合や，重症の糖尿病の場

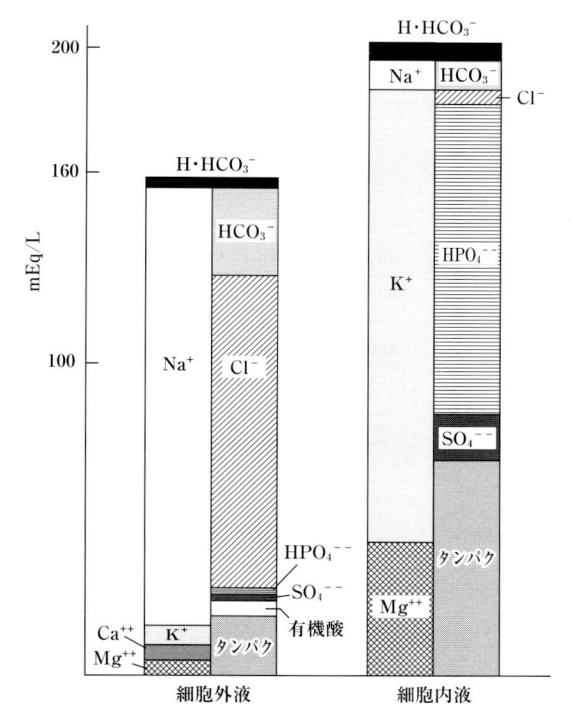

図4-1　細胞内液と外液の組織
（三浦義彰監訳：ハーパー生化学　18版　P584　丸善1982より）

合，ケト酸血症をおこすとアシドージスがおこり血液は酸性に傾く．逆にアルカリ性に傾くアルカロージスは激しい嘔吐により胃酸を失った時や，過呼吸の後にみられる．このような病的な場合を除けば血液は重炭酸塩やタンパク質の緩衝作用が強く，pHは7.4付近で安定している．

　血液の有する浸透圧は7—8気圧もある強いものである．過剰の輸液をすると水分が多くなり過ぎて，血液の浸透圧が下がり，腎臓で余計な水分を排出して元に戻そうとする．逆に多量の発汗や激しい下痢で水分を失うと，血液の浸透圧が上昇する．この場合，喝感

がおこり水が飲みたくなる．また細胞外液の量が10％減少すると下垂体から抗利尿ホルモン（antidiuretic hormone, ADH）が分泌されて，水分の排出が減少してくる．こうして体液の恒常性，ホメオスタシス（homeostasis）が保たれるのである．

5章　タンパク質の構造と分類

　ここでは，ヒトの体を構成しているタンパク質について述べてみる．1838年，マルダー（Mulder）は動物体の構成物質として基本になる含窒素化合物（現在のタンパク質）の存在を認め，ギリシャ語の"第一義的なもの"という意味の"protein"と名付けた．ヒトの体にはエネルギー源となる糖質や脂質あるいは骨格を構成する無機物質のカルシウムなどもかなり含まれているが，筋肉などを構成している主な成分はタンパク質であり，第一義的な構成成分である．

1. タンパク質を構成しているアミノ酸

1）タンパク質とアミノ酸

　タンパク質を構成しているのは約20種類のアミノ酸である．アミノ酸にはアミノ基（-NH$_2$）とカルボキシル基（-COOH）とがあり，それぞれのアミノ酸がこの2つの基をペプチド結合することが基本となって高分子化合物を形成している．

2）Dアミノ酸とLアミノ酸

　アミノ酸にはDアミノ酸とLアミノ酸とがある（図5-1）．合成アミノ酸にはD体もL体も等量に存在するが，天然に存在するのはLアミノ酸だけである．（例外として細菌のペプチド・グリカンと抗生物質にはDアミノ酸がある．）生体の最も重要な構成成分であるタンパク質は約20種類のL-αアミノ酸から構成されており，その中で9種類のアミノ酸はヒトの体では合成することができないの

で，必須アミノ酸（essential amino acid）と呼ばれいてる．図5-2にタンパク質を構成している20種類のアミノ酸の構造を示し，このうち必須アミノ酸には＊印を記した．記号というのは各アミノ酸の英字略号であり，たとえば，グリシンはGlyと表わす．なお，英語大文字1字の記号は長いペプチド（peptide：数個のアミノ酸がペプチド結合とういう様式でつながっている化合物）を記載する場合，その記載の長さを短くするのに効果がある．アミノ酸には比較的強い酸性を呈するカルボキシル基，および比較的弱い酸性を呈するアミノ基があり，溶液中では全体として酸である．

3）アミノ酸の検出方法

アミノ酸の検出にはニンヒドリン（ninhydrin（e））を噴霧して発色させる方法が一般的である．タンパク質の場合は，加水分解後にクロマトグラフィーで各アミノ酸を分けてから発色試験を行なう．クロマトグラフィー（chromatography）には，ペーパークロマトグラフィー（paper chromatography），薄層クロマトグラフィー（thin layer chromatography），イオン交換クロマトグラフィー（ion exchange chromatography）および高圧液体クロマトグラフィー（high-pressure liquid chromatography）など多数の異

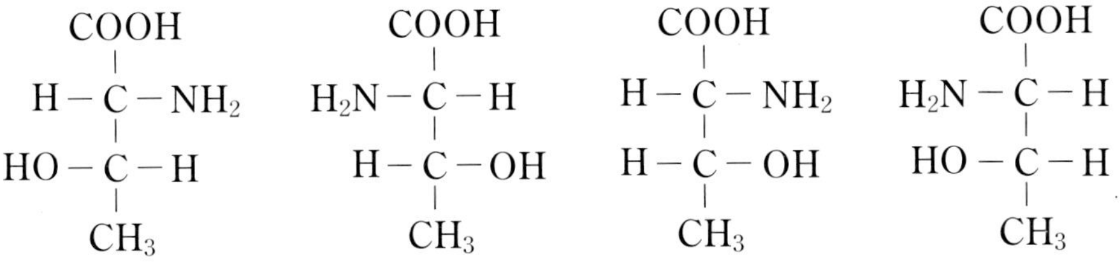

$$
\begin{array}{cccc}
\text{COOH} & \text{COOH} & \text{COOH} & \text{COOH} \\
| & | & | & | \\
\text{H}-\text{C}-\text{NH}_2 & \text{H}_2\text{N}-\text{C}-\text{H} & \text{H}-\text{C}-\text{NH}_2 & \text{H}_2\text{N}-\text{C}-\text{H} \\
| & | & | & | \\
\text{HO}-\text{C}-\text{H} & \text{H}-\text{C}-\text{OH} & \text{H}-\text{C}-\text{OH} & \text{HO}-\text{C}-\text{H} \\
| & | & | & | \\
\text{CH}_3 & \text{CH}_3 & \text{CH}_3 & \text{CH}_3 \\
\text{D-threonine} & \text{L-threonine} & \text{D-allothreonine} & \text{L-allothreonine}
\end{array}
$$

図5-1　threonineのisomer

なった方法がある．どの方法にもそれぞれ特徴があるので一概には決められないが，いずれの方法もアミノ酸の分析には適している．アミノ酸の分離には溶液のpHや極性溶媒を利用してアミノ酸相互の分離を促している．

2. タンパク質の構造と研究

1）タンパク質の一次構造

　タンパク質の一次構造というのは，どんなアミノ酸がどのような順序で並んでいるかを知る方法で，サンガー（F. Sanger）が最初に行なっている．サンガーはインスリンを加水分解していくつかのペプチドをつくった．ペプチドとはα-アミノ酸の2個以上がペプチド結合（—CO—NH—）をもって結合している化合物である．そして，各ペプチドの末端のアミノ酸を1—フルオロ—2，4—ジニトロベンゼン（サンガーの試薬）を用いて分離，同定した．後にエドマン（P. Edman）がタンパク質のアミノ酸末端をフェニルチオヒダントイン（エドマン試薬）と反応させて自動的に順次分離し，同定する機械的な方法を開発した．このアミノ酸配列自動分析装置（sequenator）によって50～60個のアミノ酸が結合したペプチドの一次構造が確定された．現在では，タンパク質の一次構造は次のようなデータベースに登録されインターネットによっての検索が可能になっている．

　　EMBL：European molecular biology laboratory data library
　　GenBank：Genetic sequence data bank
　　PIR：Protein identification resourse sequence data base

アミノ酸名	略号	構造式
グリシン glycine	(Gly, G)	$\text{H}-\text{CH}(\text{NH}_2)-\text{COOH}$
アラニン alanine	(Ala, A)	$\text{CH}_3-\text{CH}(\text{NH}_2)-\text{COOH}$
バリン* valine	(Val, V)	$(\text{H}_3\text{C})_2\text{CH}-\text{CH}(\text{NH}_2)-\text{COOH}$
ロイシン* leucine	(Leu, L)	$(\text{H}_3\text{C})_2\text{CH}-\text{CH}_2-\text{CH}(\text{NH}_2)-\text{COOH}$
イソロイシン* isoleucine	(Ile, I)	$\text{CH}_3-\text{CH}_2-\text{CH}(\text{CH}_3)-\text{CH}(\text{NH}_2)-\text{COOH}$
セリン serine	(Ser, S)	$\text{CH}_2(\text{OH})-\text{CH}(\text{NH}_2)-\text{COOH}$
トレオニン*, スレオニン threonine	(Thr, T)	$\text{CH}_3-\text{CH}(\text{OH})-\text{CH}(\text{NH}_2)-\text{COOH}$
システイン cysteine	(Cys, C)	$\text{CH}_2(\text{SH})-\text{CH}(\text{NH}_2)-\text{COOH}$
メチオニン* methionine	(Met, M)	$\text{CH}_3-\text{S}-\text{CH}_2-\text{CH}_2-\text{CH}(\text{NH}_2)-\text{COOH}$
アスパラギン酸 aspartic acid	(Asp, D)	$\text{HOOC}-\text{CH}_2-\text{CH}(\text{NH}_2)-\text{COOH}$

アミノ酸名	略号	構造式
アスパラギン asparagine	(Asn, N)	$H_2N-\underset{O}{\overset{\|}{C}}-CH_2-\underset{NH_2}{\overset{\|}{CH}}-COOH$
グルタミン酸 glutamic acid	(Glu, E)	$HOOC-CH_2-CH_2-\underset{NH_2}{\overset{\|}{CH}}-COOH$
グルタミン glutamine	(Gln, Q)	$H_2N-\underset{O}{\overset{\|}{C}}-CH_2-CH_2-\underset{NH_2}{\overset{\|}{CH}}-COOH$
アルギニン arginine	(Arg, R)	$H-\underset{\underset{NH_2}{\overset{\|}{C}=NH}}{\overset{\|}{N}}-CH_2-CH_2-CH_2-\underset{NH_2}{\overset{\|}{CH}}-COOH$
リジン* lysine	(Lys, K)	$\underset{NH_2}{\overset{\|}{CH_2}}-CH_2-CH_2-CH_2-\underset{NH_2}{\overset{\|}{CH}}-COOH$
ヒドロオキシリジン （コラーゲンとゼラチンのみに見出される） hydroxylysine	(Hyl)	$\underset{NH_2}{\overset{\|}{CH_2}}-\underset{OH}{\overset{\|}{CH}}-CH_2-CH_2-\underset{NH_2}{\overset{\|}{CH}}-COOH$
ヒスチジン* histidine	(His, H)	イミダゾール環$-CH_2-\underset{NH_2}{\overset{\|}{CH}}-COOH$
フェニルアラニン* phenylalanine	(Phe, F)	C6H5$-CH_2-\underset{NH_2}{\overset{\|}{CH}}-COOH$
チロシン tyrosine	(Tyr, Y)	$HO-C_6H_4-CH_2-\underset{NH_2}{\overset{\|}{CH}}-COOH$

アミノ酸名	略号	構造式
トリプトファン* tryptophan	(Trp, W)	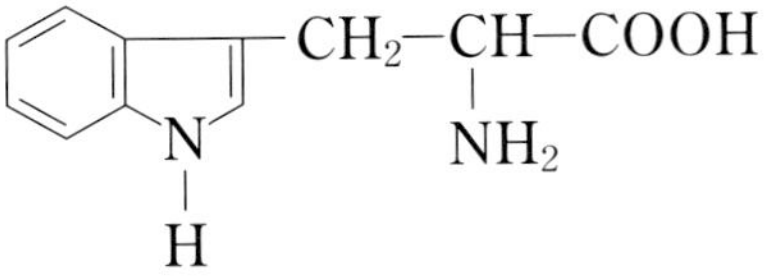 インドール-$CH_2-CH(NH_2)-COOH$
プロリン proline	(Pro, P)	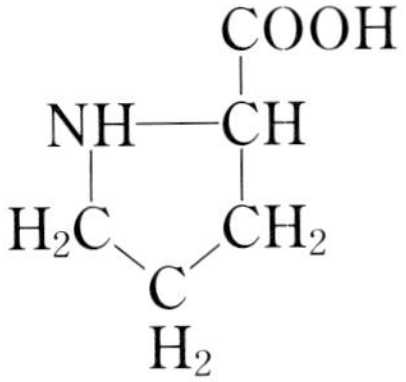 ピロリジン-2-カルボン酸
ヒドロキシプロリン 4-hydroxy proline	(Hyp)	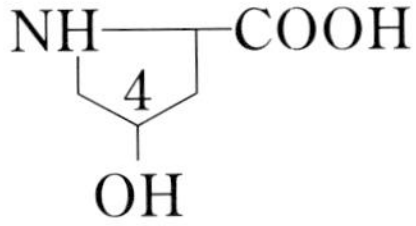 4-ヒドロキシピロリジン-2-カルボン酸

*はヒトの必須アミノ酸
略号の最初の3字のものはペプチドなどに使われ次の一字のものはポリペプチドなどに用いられる

図5-2 タンパク質に含まれるL-αアミノ酸

2) タンパク質の三次構造

　　X線結晶学で得たタンパク質の三次構造が明らかにされ，これに基づいてコンピューターグラフィックによって画像が得られる．図5-3はX線結晶学によって明らかにされたインスリン・ダイマーの像である．

　　タンパク質の多くに普遍的に見られる構造としてαヘリックス（α-helix）とβシート（β-sheet）とがある．αヘリックスは平均12個のアミノ酸が右巻きのコイル状になったペプチドで，この形はエネルギーが低く，安定した形で放置しても自動的にこの形が形成され，極性環境と非極性環境との境界に多く存在する．βシートはポリペプチドの主鎖がつくる平面の上下に側鎖が交互に出ている．一次構造からいうと，たとえば離れた場所にある5～10個の

5章 タンパク質の構造と分類　41

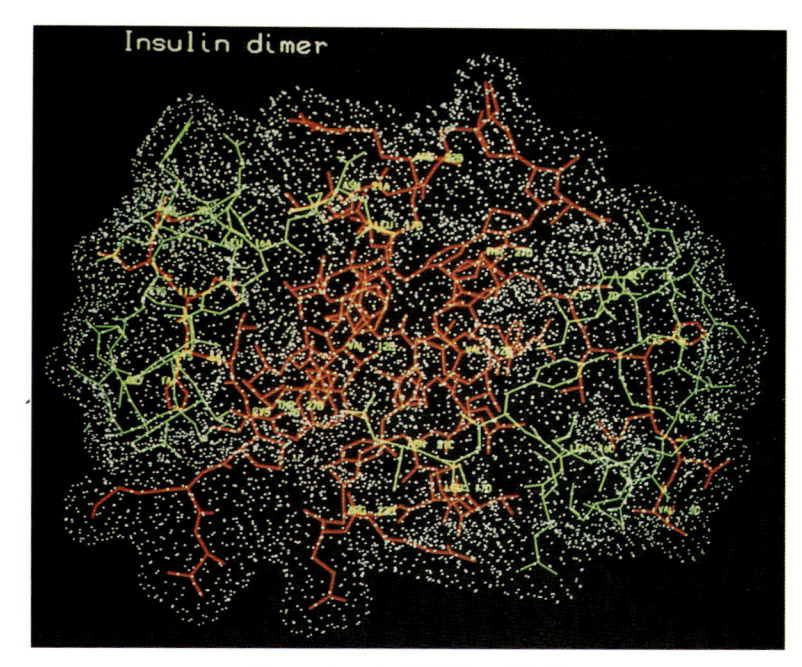

図5-3　タンパク質結晶のX線写真

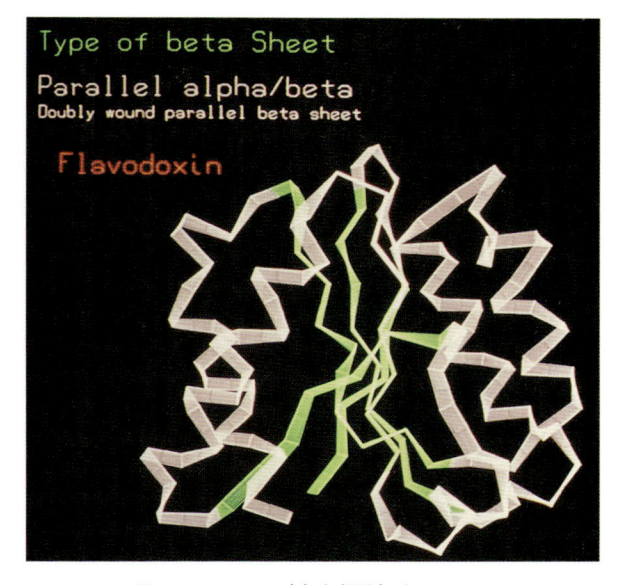

図5-4　α helix（中央部分）とβ sheet

アミノ酸が相互に結合しており，多くの球状タンパク質の中心にみられる（図5-4）．

これらのタンパク質の構造を簡単に表わすために，αヘリックスは円筒状に巻いたベルトで表わし，βシートは幅広の矢印で表わすこともある．一般的にはこういった方法でタンパク質の三次構造を表わしている．

3) タンパク質の変性

タンパク質は加熱，酸やアルカリなどを加えることにより不可逆的に形状が変わり，酵素作用などの機能も失われてしまう．これをタンパク質の変性という．

水素結合，疎水結合，静電結合を切断するような試薬，たとえば，尿素，ドデシル硫酸ナトリウム（SDS），弱酸などはタンパク質の一次構造は破壊しないが，タンパク質の生物活性は失われる．これは，タンパク質の二次元，三次元構造が失われるからである．

細菌，ミトコンドリア，クロロプラストにある巨大なタンパク質のシャペロニンはその内部に大きな空間があり，変性しやすいタンパク質をこの空間に避難させて変性を防いでいるものもある．熱ショックによって生じる熱ショックタンパク質にも変性を防ぐ機能をもつものもあれば，変性したタンパク質に対して修復作用をもつもの，また，熱変性に対し有効な防御機構を有するものさえある．（シャペロン，Chaperonとはフランス語で，若い女性が社交界へデビューする際に同伴する年輩の女性をさす．ここでいうシャペロニンとは，タンパク質の保護役のことである．）

3. 体内のタンパク質

1）コラーゲン（collagen）

　　　コラーゲンは哺乳動物のタンパク質の約1/4を占めており，組織によってその組成も性質も異なっている．コラーゲンにはI型からXIX型まで細かく分類されているが，基本的には三重鎖ヘリックス構造（triple helical structure）をもっている．これは3本の紐がよじれている形で，各1本の紐はアルファ鎖というポリペプチドで約1,000個のアミノ酸からなっている．このポリペプチドはGly-X-Y（Glyはグリシン，X，Yは後述のアミノ酸）という3個のアミノ酸が一巻き（左巻き）になってヘリックスを形成している（図5-5）．Xは約100個がプロリンで，Yは約100個がヒドロキシプロリンである．Yはリジンの場合もある．

　XとYとの水酸化はペプチド鎖ができあがった後に水酸化酵素のはたらきで生じるもので，この反応の補助因子はビタミンCである．ビタミンCが欠乏すると，コラーゲンがつくられず，歯肉から出血する（壊血病）．

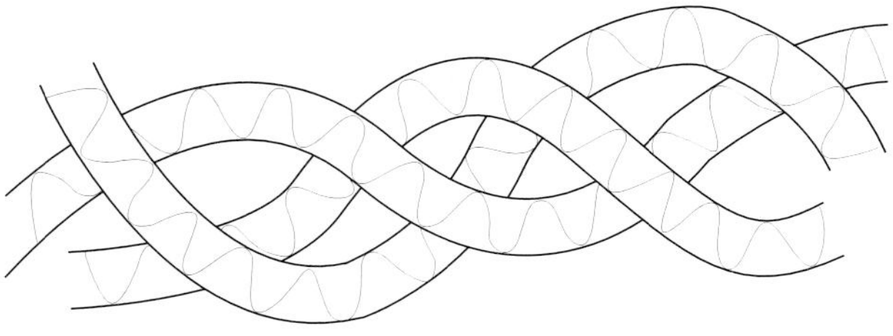

図5-5　コラーゲン

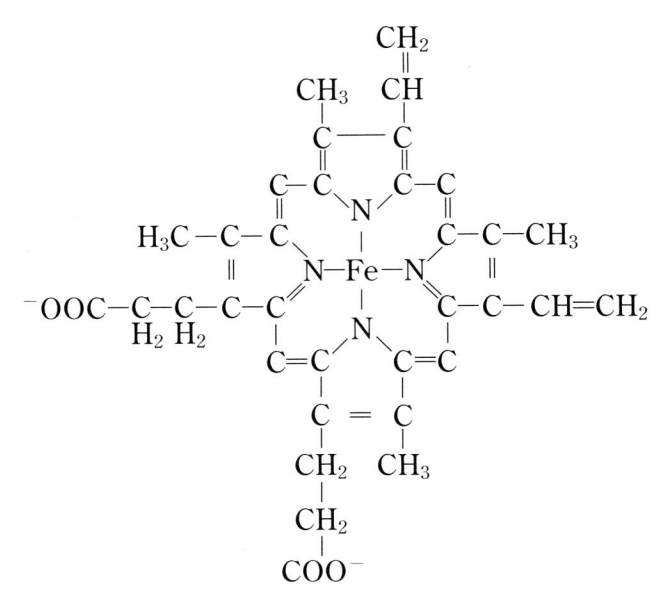

図5-6 ヘム（heme）の構造

2）そのほかの細胞外マトリックスのタンパク質

エラスチン（elastin）は肺，血管，腱に伸展性と弾力性とを与える結合組織タンパク質であり，Gly-X-Yの構造やヒドロキシリジンはその機能はもっていない．フィブリン（fibrin）はエラスチンと結合している微細な線維中にあるタンパク質である．グリコサミノグリカン（glycosaminoglycan）はアミノ酸や糖が結合した多糖で，コアタンパク質と結合して細胞外マトリックスを形成している．

3）ヘムタンパク質（heme protein）

ヘムタンパク質はテトラピロール環（図5-6）を補欠分子としてもつタンパク質で，ミオグロビン（mioglobin），ヘモグロビン（hemoglobin, Hb），シトクロム・オキシターゼなど酸素を補給するはたらきがある．

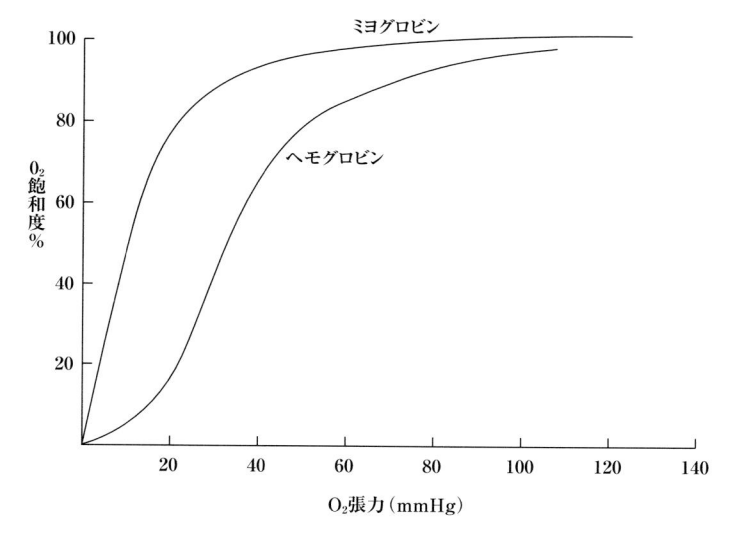

図5-7 ヘモグロビンとミオグロビンの酸素飽和度
ハーパー18版　p45　図5-5による

(a) ミオグロビン：　ミオグロビンは分子量170,000の単鎖のタンパク質でαヘリックス構造が多く，その中に1個のヘムが隠れている．ここに結合している酸素はヘモグロビンのもつ酸素とは異なり，強度の酸素不足の状態，たとえば，強度の運動時にのみ酸素を放出する．これはミオグロビンの酸素結合曲線が双曲線状になっており，ヘモグロビンのそれがS字状であるため，図5-7に示すように酸素分圧が大変低い時のみに酸素を放出するからである．

(b) ヘモグロビン：　脊椎動物のヘモグロビンは分子量64,500の四量体で，ヒトの場合，アルファ鎖系のサブユニット2個，非アルファ鎖系2個から構成されている．ヘモグロビンは二酸化炭素分圧の高い組織では酸素を離しやすく，反対に二酸化炭素分圧の低い肺では酸素と結合しやすい性質をもっている．

サブユニットの一次構造に変化がおこると，変異ヘモグロビン，たとえば，カマ状貧血症のヘモグロビン（HbS）が生じる．胎児には胎児ヘモグロビン（HbF）が存在するが，出生後間もなく成人型のHbAに変わる．HbAの5％にはグルコースが結合して糖化ヘモグロビンHbA1cが生じ，血糖値と平行して増減する性質がある．ヘモグロビンは肺で酸素と結合して酸素を末梢組織に運搬するほか，組織から肺に炭酸ガスを輸送する機能があり，血液中の炭酸ガスの15％はヘモグロビンによって運ばれている．肺ではヘモグロビンに酸素が結合してH^+（プロトン）が放出され，プロトンは炭酸水素塩と結合して炭酸を生じる．ここで炭酸脱水酵素という酵素が作用して，炭酸ガスが生成されて呼気として排出されている．

6章　酵素（enzyme）の生化学

　酵素は触媒機能をもっているタンパク質である．酵素は化学物質を酵素の表面に吸着して反応をおこさせる．生物がどんな酵素をもつかは，各生物のDNAが決定している．ここでは酵素の名前や性質について述べてみる．

1. 酵素の命名

　国際生化学連合（International Union of Biochemistry, IUB）が1950年代にできて間もなく，酵素の命名と分類についての委員会がつくられ，やたらと難しい規則と命名法が制定された．そして，すべての生化学論文はこの方式に従って記載することが義務づけられ，その上，酵素に関する記載はEC番号という四桁の番号を記載しなければならなかった．しかし，他の厄介な規則と同様に現在ではかなり緩和されて教科書などでは強制されない．IUBも東西の冷戦下ではかなり政治的でもあり，また，権力的でもあったが，現在は程良く友好的に運営され，酵素の命名も強くは強制されていない．

2. 酵素の分類

　酵素はおおまかに次のように分類されている．
　(1) 酸化還元酵素：oxydoreductase　　例　alcoholreductase
　(2) 転移酵素：transferase　　例　acyltransferase
　(3) 加水分解酵素：hydrolase　　例　Acyl-hydrolase
　(4) 除去付加酵素：lyase　　例　carbon-oxygen-lyase
　(5) 異性化酵素：isomerase　　例　cis-trans-isomerase

（6）合成酵素：ligase　　例　　CO_2-Ligase

3. 触媒としての酵素

　　一般に，触媒はその表面に反応物質を周囲から引き寄せる力がある．酵素もまた基質を引き寄せて酵素周辺での濃度を高める作用がある．触媒面では基質濃度は酵素周辺の溶液中の濃度に比べて遙かに高い．

　　触媒反応は酵素の特定の部位，すなわち酵素の活性部位（active site）あるいは触媒部位（catalytic site）で行なわれる．図6-1のように，この部位はタンパク質の巨大分子の内側，特に割れ目の内側にあることが多い．この部位以外では広いタンパク質の表面にあるアロステリック部位（allosteric site）という重要な場所がある．「Allo」とは，活性部位とは「別」という意味があり，別の空間をいう．ここにフィードバック阻害剤として作用するallosteric effectorなどが結合して酵素の活性が制御されることになる．

1）生体触媒

　　生体触媒としての酵素は化学反応速度を増加させる物質で，反応の前後の状態に変化のないものをさす．生体内の触媒，すなわち酵素はタンパク質である．しかし，最近の研究ではRNAにも生体触媒の作用があり，リボザイム（ribozyme）と呼ばれている．今までに発見されいてるのはRNA分子のホスホジエステル結合のトランスエステル反応を触媒する作用である．この反応は未熟のRNAが成熟RNAになるためにイントロンの切り出し（スプライシング，splicing）の場合に作用する．

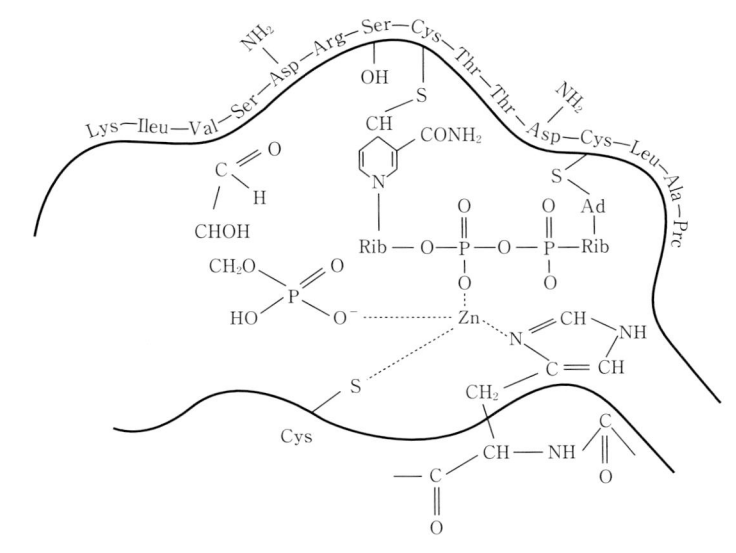

図6-1 脱水素酵素の活性中心
三浦　新しい生化学（医歯薬）p13　図3
昭42（初版）昭47（5刷）

＊補酵素と酵素タンパク質との間の結合部位に金属原子が入る場合もある．鉄，亜鉛，マンガン，セレンなどは補酵素とともに酵素の触媒部位に入り込んでいる．

2）酵素の触媒部位（catalytic site）

　　酵素にはその相手となる化学物質すなわち基質（substrate）を引き寄せて自己のタンパク質構造の一部を変化させ，3点で基質と結合する部位がある．これを触媒部位といい，この部位の立体構造はその酵素の至適温度，至適酸度で基質ともっともよく結合する．

3）補酵素（coenzyme）

　　補酵素とは，低分子化合物で酵素の触媒作用を補助する物質をいう．酵素でも，酸化還元酵素，転移酵素，異性化酵素，リガーゼな

どでは触媒としてはたらく場合に補酵素を必要とするものが多い．補酵素の成分としてはビタミンB群あるいはアデニル酸（AMP, adenylic acid）を含むものがある．これらの補酵素はNAD, NADP, FMN, FADなどと略記されている．

4）アイソザイム（isozyme）

　　同じ反応を触媒する酵素でも，酵素タンパク質が物理的にも化学的にも異なる酵素をアイソザイムという．アイソザイムはクロマトグラフィーで分離できるので疾病の診断に用いられている．たとえば，唾液腺のアミラーゼと膵臓のアミラーゼとは分離することが可能なので，どちらの臓器に疾患があるのかがアイソザイムによって区別できる．

　　また，細胞内にある酵素は細胞の破壊によって血液内に流出してくる．心筋梗塞などによって心臓の細胞が破壊されると，正常時にはみられない心臓の細胞内酵素が血液中で高い値を示す．乳酸脱水素酵素（lactic dehydrogenase, LD）のアイソザイムの中でも心筋には特にLD-1が多いので，このアイソザイムが高い場合心筋の壊死が診断できる．

4．酵素のはたらき

1）活性部位の構造

　　エミール・フィッシャー（Emil Fischer, 1852〜1919）＊は基質と酵素との関係を「鍵と鍵穴」の関係にたとえており，このたとえは酵素の特異性を説明するのに適している．しかし，酵素は鍵のように金属でできた剛体ではなく，基質が酵素に近づくと酵素タンパク質は立体構造を変化させ（conformational change），基質が

触媒部位に入りやすいように形を変えてしまう．フィッシャーの時代にはまだ，タンパク質の柔軟な変化は予想されていなかったのである．

> ＊エミール　フィッシャー（Herman Emil Fischer）は三浦の生化学の最初の師であった佐々木隆興先生のドイツ留学時代のお師匠さんで，この学者からタンパク質化学をを習われている．著者からいえば師のまた師にあたる．

2）酵素反応の機構

酵素が反応する過程を次のような式で表すことができる．

①Michaelis-Mentenの式＊

$$Vi = \frac{Vmax[S]}{Km+[S]}$$

これはミカエリス（L. Michaelis）とメンテン（M.I. Menten）とが1913年に発表した酵素反応速度と基質濃度との関係を示す式であり，酵素研究の基本とされている．酵素反応は酵素分子［E］と基質分子［S］とが結合し，酵素基質複合体ESが生じて化学反応がおこり，反応産物Pが遊離する．

$$E + S \underset{k_2}{\overset{k_1}{\rightleftarrows}} ES \overset{k_3}{\longrightarrow} E + P \quad k_1, k_2, k_3 は反応速度定数$$

ここで次の仮定をおく．1）反応初期の段階のみに限定する．2）初めの基質濃度Sは初めの酵素濃度Eよりずっと大きい．3）k_1, k_2, $<< k_3$．4）k_3が係わる反応が全体の反応の律速となる．

この仮定のもとでは全体の反応速度vは次の式で表される．

$V = k_3[ES]$

　$[S]o = [S] + [ES] ≒ [S]$　ただし［S］oは反応初期の［S］

$$[E]_o = [E] + [ES]$$ ただし $[E]_o$ は反応初期の $[E]$

$$\frac{[E][S]}{[ES]} = \frac{k_2}{k_1} = km$$

そして上の式から

$$v = \frac{k_3[E]_o[S]_o}{[S]_o + km} = \frac{Vmax[S]_o}{[S]_o + km}$$ が得られる.

kmはMichaelis定数と呼ばれ酵素基質複合体の解離定数に相当する. 最大速度Vmaxの1/2を得る場合に必要である.

② Lineweaver-Burkの式

　これはMichaelis-Mentenの式を変形したもので1934年に発表された. 基質濃度 [S] の逆数に対してプロットすると, 直線が得られ酵素の阻害反応の解析に用いられている (図8-1).

$$\frac{1}{V_o} = \frac{Km}{Vmax[S]} + \frac{1}{Vmax}$$

ただし V_o は反応初期のV

＊ミカエリス (Leonor Michaelis) は1875年にベルリンに生まれ, ベルリン大学を卒業, 有名なエールリッヒ (Paul Ehrlich) の助手を務めたのち, 1922年愛知医大の初代生化学の教授として来日した. 4年後に渡米し, Rockefeller研究所所員となり, 1948年逝去. 今もニューヨークに存命の2人の令嬢は少女時代4年間名古屋で過ごした時の思い出として, 冬の夜の町に響くカラコロという下駄の音が大変印象的であったと懐かしんでおられる. 三浦の師, 児玉桂三博士は愛知医大でMichaelis教授のもとで助教授を務めておられた. その縁で児玉教授は後にCambridge大学に留学, ホプキンス (Sir Gowland Hopkins) のもとで酵素化学を専攻された.

3）誘導酵素

　　　乳糖を分解するβガラクトシダーゼは大腸菌に乳糖を与えると誘導されて出現する，いわゆる誘導酵素である．これに対し生物が元来持っている酵素を構成酵素という．誘導酵素は細菌に多くみられるが，真核細胞でもたとえばcytochrome P450などは解毒が必要な場合には出現する．ヒトは生後1年ほどは乳糖を分解できるが，北欧の人を除き，日本人は成人になると多量の牛乳を飲むとお腹をこわしやすい．これは乳糖分解酵素の欠如によるものである．

4）酵素の分解

　　　ヒトは体タンパク質の1〜2％を代謝回転によって毎日分解している．酵素タンパク質もまた同じく分解されるが，酵素の種類によって半減期もさまざまである．酵素タンパク質のアミノ酸組成にプロリン（P），グルタミン酸（E），セリン（S），トレオニン（T）に富んだ領域（PEST配列）があるものは半減期が短く0.5〜2時間で，半減期が100時間以上の長命な酵素と著しい違いがある．

5）タンパク質の分解

　　　タンパク質の分解にはまずプロテアーゼがはたらき，次いでペプチダーゼがはたらいてアミノ酸が生じる．過剰のアミノ酸は決して体内に溜まることはなく分解される．日本人の窒素平衡はタンパク質70g程度であるので，それ以上のタンパク質を摂取しても，余計なアミノ酸は分解されて排出される．

　　　半減期の短い酵素タンパク質の分解などには，ペプチダーゼのほか，ATPと小分子タンパク質のユビキチン（ubiquitin）が分解されるタンパクのSH基に結合して分解する経路もある．Ubiquitinというタンパク質はいわば「死に神」みたいなもので，ATPの持つ

エネルギーを活用して取り付いたタンパク質を見事に分解するのである．

5．血液中の酵素のはたらき

　血液中には種々の酵素が常時存在している．たとえば，血液の凝固あるいは逆に凝血の融解に関係している酵素は，前駆体の形で存在し，リポプロテイン・リパーゼ（lipoprotein lipase）などは活性のある状態で血液に含まれている．これに対し，普段は血液中には微量あるいはほとんど存在しないが，その酵素を含む組織の細胞が破壊された場合にのみ血液内に急増する酵素もある．それらはどの組織に疾病があるか，検査によって診断できる．

①リパーゼ（lipase）：急性膵炎，膵臓がんで上昇し，糖尿病では低くくなる．

②アミラーゼ（amylase）：耳下腺炎，急性膵炎，糖尿病で上昇し，肝疾患では低くなる．

③トリプシン（trypsin）：膵臓疾患で上昇し，リパーゼ，アミラーゼより敏感である．

④コリンエステラーゼ（cholinesterase）：ネフローゼ症候群では高くなる．幼弱赤血球で高くなるので造血作用の指標となる．殺虫剤を浴びるとこの酵素は阻害されてしまう．

⑤アルカリ性ホスファターゼ（alkaline phosphatase）：閉塞性黄疸，転移がんで高くなる．この酵素には骨，肝臓，胎盤，腸にそれぞれアイソザイムがあるのでがんの診断に役立つ．

⑥酸性ホスファターゼ（acid phosphatase）：前立腺では特異的に高くなるのでがんの診断に役立つ．

⑦トランスアミナーゼ（transaminases）：AST（Aspartate aminotransaminase），ALT（Alanin aminotransferase）との2

種がある．組織に激しい破壊があると高い値を示す．心筋梗塞がおこるとAST（GOT）が急激に上昇するが数日後には正常値にもどる．ALT（GPT）は僅かな上昇があるのみある．これに反して肝疾患の場合は両transaminasesともが高くなる．
⑧乳酸脱水素酵素（lactate dehydrogenase, LDH）：心筋梗塞後24時間以内に上昇する．白血病再発の場合も高くなる．
⑨クレアチンキナーゼ（creatine kinase, CK, CPK）：脳と筋肉に特有な酵素であり，特に心筋疾患の診断に役立つ．

6. 酵素阻害剤の研究と補充療法

　酵素の精製法が進歩し，精製酵素の3次元のconformationが明らかになると，酵素の阻害剤の設計も容易になるはずだが，実際には理論通りにいかないことが多い．
　また，遺伝的にある酵素が欠損している場合，精製酵素を補充することは不可能で，むしろ遺伝子療法のほうが望ましい．

7章　核酸の生化学

　核酸は遺伝情報，細胞増殖など生体の最も重要な役割をもっている．ここでは核酸の構造と主なはたらきについて述べてみる．

1. 核酸研究の歴史

　生化学領域で核酸の研究を始めたのはスイスバーゼル市のミーシャー（Johann Friedrich Miescher, 1844～1895）である．1869年，化膿組織の細胞核からリンを含んだ新物質を発見し，nucleinと名付けた．さらに翌年，ライン川のサケの精子から同じ物質を多量に得てこれを発表した．今日のDNAに相当するものであろう．

　DNAと遺伝との関係は1944年にアヴェリー，マックレオド，マッカーティ（Avery, MacLeod, McCarty）等が肺炎菌の莢膜の型がDNAの添加によって変化することを示唆したのが初めである．わが国では東大理学部の江上不二夫教授が共立出版から「核酸及び核蛋白質」2巻を1952年に共著で出版され，この本に初期の業績が集められている．著者，三浦もこの本に執筆しているが，当時はまだDNAが遺伝子であることは知られていなかった．三浦は1953年にMITで，クリック（F.H.C. Crick）が発表したばかりの二重鎖模型について講演したのを傍聴して，初めてDNAと遺伝子との関係を知った．核酸の研究はやがて分子生物学という名前になり，医学生が日常必要な範囲を超えてしまう程，生化学の教科書中にも幅をきかせ，教科書が昼寝の枕代わりになりそうな厚さになる原因となっている．組み替えDNAの技術などは著者が千葉大学を定年退職後サントリーの医学・生物学研究所の顧問をしていた時，

初めて短いペプチドホルモンからγインターフェロンまでの製造に携わり，必要上やむなく習ったことでそれほど重要ではない，ここではその知識の一部のみをお伝えしよう．

塩基 (X=H)	ヌクレオシド X=ribose deoxyribose	ヌクレオチド X=ribose or dexyribose phosphate
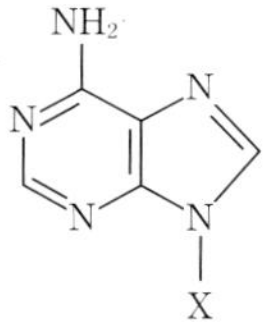 アデニン adenine A	アデノシン adenosine	アデニル酸 adenylic acid AMP
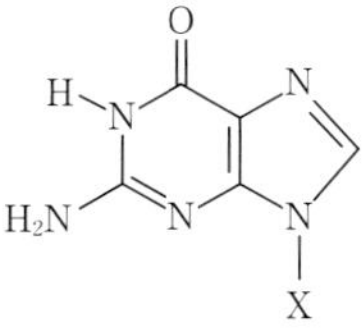 グアニン guanine G	グアノシン guanosine	グアニル酸 guanylic acid GMP
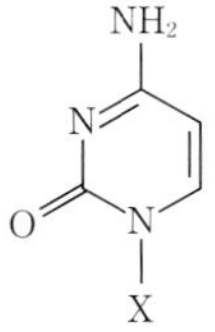 シトシン cytosine C	シチジン cytidine	シチジル酸 cytidylic acid CMP
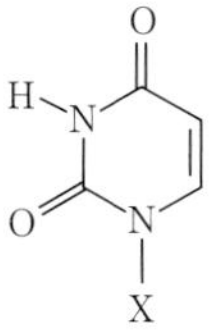 ウラシル uracil U	ウリジン uridine	ウリジン酸 uridylic acid UMP
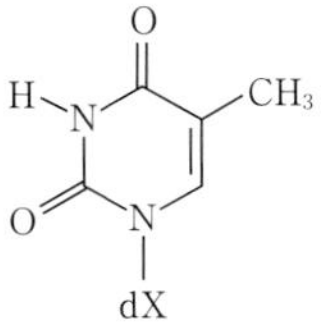 チミン thymine T	チミジン thymidine	チミジン酸 thymidylic acid TMP

図7-1　核酸塩基の構造とそのヌクレオシド；ヌクレオチド
ヌクレオシド：塩基に五炭糖が結合しているもの
ヌクレオチド：塩基に五炭糖およびリン酸が結合しているもの

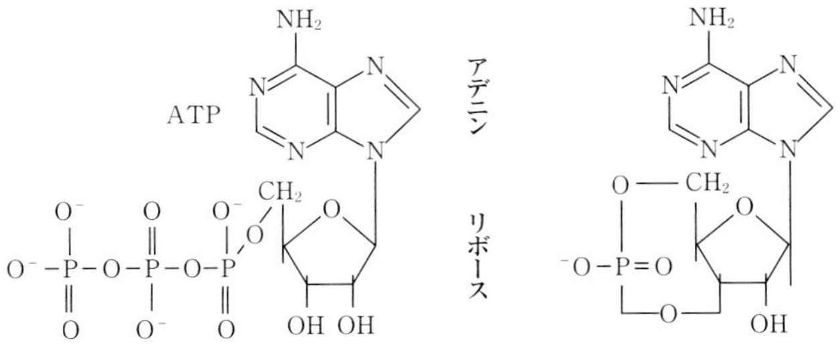

アデノシン5'-一リン酸（AMP）
アデノシン5'-二リン酸（ADP）
アデノシン5'-三リン酸（ATP）

cyclic 3', 5'-AMP

図7-2　アデニン誘導体の構造

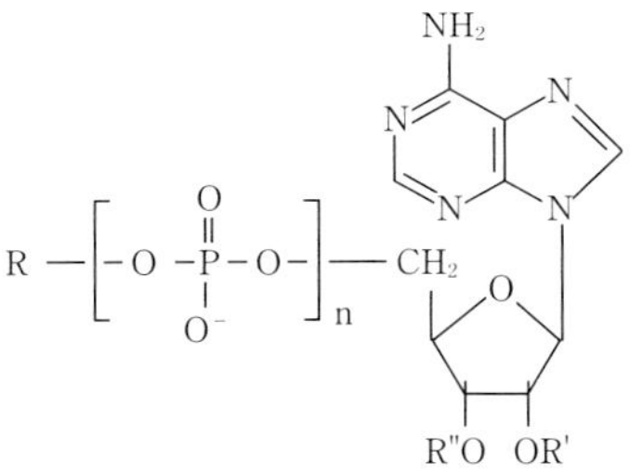

CoA: 脂質の項参照
F: フラビン誘導体
N: ニコチン酸誘導体
FAD,NAD: エネルギーの項参照

補酵素名	R	R'	R"	n
CoA SH	ビタミンB誘導体	H	PO_3^{2-}	2
FAD	〃	H	H	2
NAD	〃	H	H	2
NADP	〃	PO^{2-}	H	2
c-AMP	H	H	PO_3^{2-}	

図7-3　種々の補酵素の構造

2. 核酸の構造

図7-1には核酸に含まれる主要な塩基の構造とそのヌクレオシド，ヌクレオチドの構造を示した．次の図7-2にはアデニン誘導体の構

造を取り上げ，c-AMPの構造も示した．図7-3には核酸の成分ではないが，種々の補酵素がアデニル酸などヌクレオチド構造をもっているので，核酸類似の化合物としてここに示した．図7-4は医薬品として使われている核酸塩基類似の構造をもつものを掲げた．フルオロウラシル，6-メルカプトプリン，8-アザグアニンは腫瘍の治療薬として使われている．アロプリノールは高尿酸血症の場合，尿酸値を下げるので痛風の薬として用いられている．図7-5にはプリン塩基の新規合成（de novo synthesis）を示した．体内にある小分子化合物を材料として核酸のプリン塩基がつくられることはブ

5-フルオロウラシル　　6-メルカプトプリン　　8-アザグアニン　　アロプリノール

図7-4　医薬品として使われている核酸アナローグ

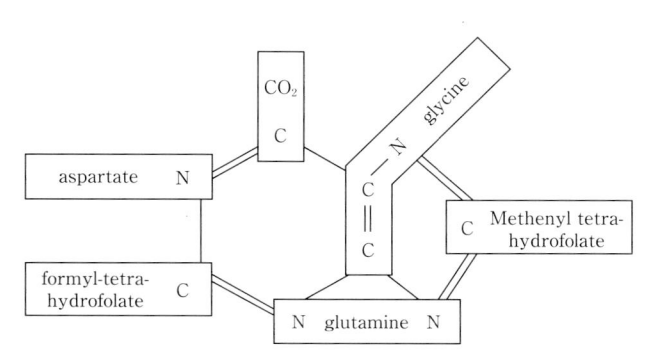

図7-5　プリン構成原子の源
プリンを構成する元素の由来を表わしている．たとえば，N aspartateはアスパラギン酸のN由来，C CO_2は二酸化炭素の炭素の由来を意味する．

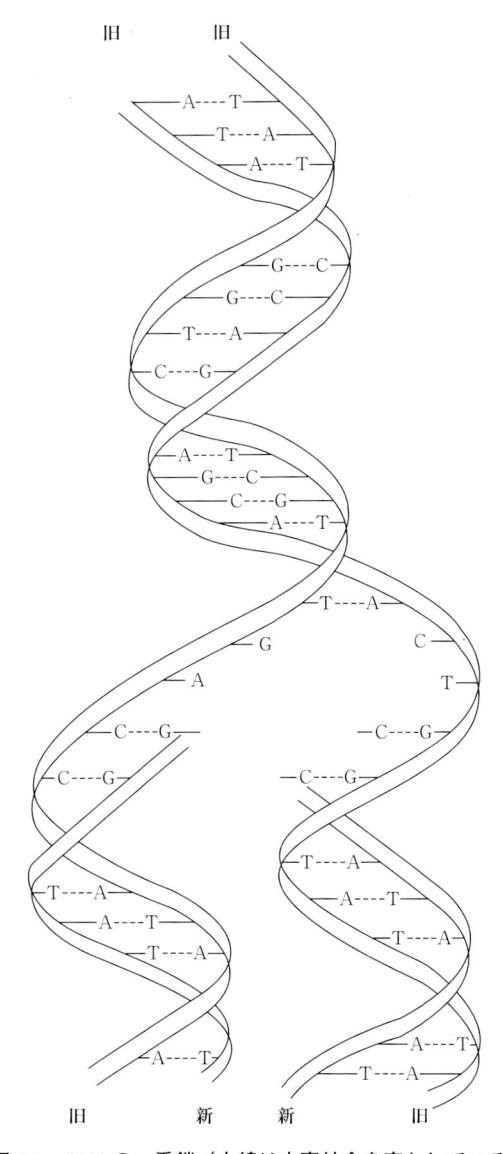

図7-6　DNAの二重鎖（点線は水素結合を表わしている）

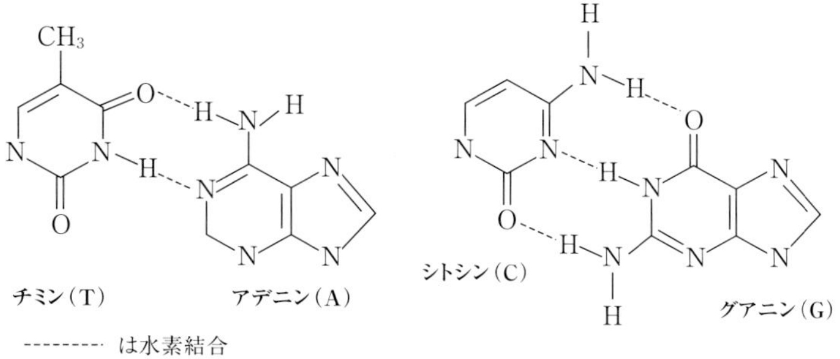

チミン（T）　アデニン（A）　シトシン（C）　グアニン（G）

-------- は水素結合

図7-7　A＝T，C＝G　間の水素結合

キャナン（J.M. Buchanan）によって1950年代の初めに明らかにされている．ヒトの核酸はこの経路で合成されるので，食物に含まれる核酸は直接人体の核酸にはならない．図7-6は1953年にワトソン（J.D. Watson）とクリック（F.H.C. Crick）によって発表されたDNAの二重鎖模型で，AとT，GとCの間に生ずる水素結合である．

図7-7にはAとT，GとCの間の水素結合を示した．

3. 核タンパク質の構造

ヒトのDNAには約3×10^9個の塩基対があり，これを引き延ばすと2m近いDNA鎖になる．この長い鎖を小さな細胞核の中にコンパクトに収納するのにヒストン（histonen）という核タンパク質が役に立っている（図7-8）．

ヒストンには，H2A，H2B，H3，H4などの種類があり，これが集まって図7-7に示すような集合体ができる．その周りをDNA鎖が1.75回転だけ左巻きに巻いている．これはヌクレオソーム（nucleosome，1974年ロジャー・コーンバーグ（Roger Kormberg）が命名している．ロジャーはアーサー・コーンバーグの子息であ

```
ヒストン
H2A×2
H2B×2
H3 ×2
H4 ×2
```

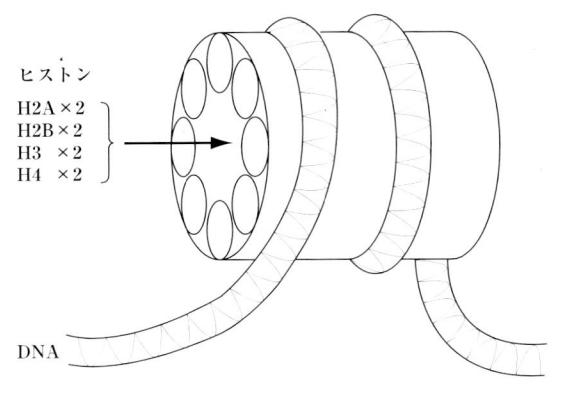

DNA

図7-8 ヌクレオソーム
ハーパー P433 図38-2 20版

る.）という顆粒で，DNAがヒストンに巻きついている間は転写が抑制されている．しかし，ヌクレオソームが細胞核内をコロコロと転っているうちにヒストンがはずれ転写が可能になる．

　ショウジョウバエやユスリカなどの双翅類の唾液腺には巨大染色体があり，遺伝学の実験によく使われている．巨大染色体は姉妹染色体が分離しないまま，10回も複製を行なうと生じてくる．この巨大染色体の所々にあるPuff（女性の化粧に使うパフに形が似ているのでこの名がついている）という場所には転写酵素があり，そこがRNA合成の場所である．

4．RNAの種類

　RNAがDNAと異なる点は五炭糖がデオキシリボースでなくリボースであることや，ピリミジン塩基がチミンの代わりにウラシルである点である．さらにもうひとつ大きな違いはDNAが二重鎖なのに対して，RNAは1本鎖であることである．RNAには既知のものだけでも，メッセンジャーRNA（m-RNA），転移RNA（t-RNA），

リボソーマルRNA（r-RNA）などがある．

1）m-RNA

　細胞核内にあるDNAの2本のうち1本の情報を読みとって細胞質にその情報を伝えるのがRNAの役目である．手本にするDNAは一定しているわけではない．前に鋳型鎖であった鎖が，別の遺伝子の情報を伝える場合には使われていないこともある．また，長いDNAのうち転写される部分はエキソン（exon）と呼ばれ，転写されない部分はintronと呼ばれている．転写が始まるDNAの上流（5'側）にはCAAT boxやTATA boxなどの一定の符号があってこれらが転写の開始点を告げている．これらの転写開始に関係する因子を一括して転写因子（transcription factor）といい，転写因子は臨床医学でも注目されている．たとえば，脂肪細胞の転写因子の1つ，PPARγのはたらきを抑制することは糖尿病の治療に有効であるが，一方では肝障害もおこしやすいので実用には不向である．m-RNAの構造上の特徴は5'末端にキャップといって，7-methyl-guanosineをもち，3'末端にはpolyAがあることである．

2）t-RNA

　t-RNAはクローバーの葉のような形の二次構造をもつ．3'末端はCCAで終わるが，ここにアミノ酸が結合する．その反対側にある葉がアンチコードン腕で，この部分でm-RNAのもつ特定のアミノ酸を表わすコードンに結合する．t-RNAには酵素活性があり，いわゆるリボチーム（ribozyme）でペプチジールトランスフェラーゼ（pepsidyl transferase）の活性がある．タンパク質を構成する20種のアミノ酸に対して，各アミノ酸に対応するt-RNAが別々に存在している．

3）r-RNA

　　リボソームには大小2種類あり，それを構成する核酸も沈降定数の異なる数種のRNAがある．60sリボソーム顆粒には5s，5.8s，28sRNAがあり，40sリボソーム顆粒には18sRNAがある．5sを除いてこれらのRNAは核小体にある前駆体の45sRNAに由来する．

4）低分子核RNA（snRNA）

　　核内にあってmRNAのプロセッシングに関係している．

5．RNAポリメラーゼ

　　m-RNA，t-RNA，r-RNAはそれぞれ異なるRNAポリメラーゼによって合成される．このほか，逆転酵素のRNA依存性DNA合成酵素は腫瘍ウイルスの酵素やテロメラーゼがそれである．

8章　タンパク質の合成

1. 遺伝の暗号

　　　核酸はタンパク質を構成するアミノ酸の結合順を規定するものである．タンパク質には20種類のアミノ酸があるが，核酸には4種類の異なった塩基があるだけで，1対1の対応では20種類のアミノ酸を表わし得ない．また，塩基2文字を1組とする暗号でも16種のアミノ酸しか表わせず，塩基3種を1組とすれば64種の組み合わせが可能である．

　　　一方，実験的にUUUがフェニルアラニンを表わすことが明らかにされたので，表8-1に示すような核酸とアミノ酸との対応表がつくられた．トリプトファンのようにUGGという暗号を1種しかもたないアミノ酸もあるが，1種類のアミノ酸で6種類も遺伝暗号をもつものもある．また，メチオニンを表わすAUGは同時に遺伝暗号を読み始める記号でもある．UAA，UGA，UAGは読み終わりの記号になっている．この暗号は多くの生物で普遍的で，句読点に当たるものはない．

2. リボソーム

　　　真核細胞のリボソームには40Sと60Sとの2種類があり，図を描いて説明する時には雪ダルマのような図柄が多い．表8-2にはこれらのリボソームに含まれるタンパク質とRNAの沈降定数などを掲げた．（沈降定数：遠心沈殿で沈降する速度．sはスエードベリ，Swedberg，単位）

表8-1 遺伝暗号 Genetic code

第1字	第2字				第3字
	U	C	A	G	
U	Phe Phe Leu Leu	Ser Ser Ser Ser	Tyr Tyr 停止 停止	Cys Cys 停止 Trp	U C A G
C	Leu Leu Leu Leu	Pro Pro Pro Pro	His His Gln Gln	Arg Arg Arg Arg	U C A G
A	Ile Ile Ile Met	Thr Thr Thr Thr	Asn Asn Lys Lys	Ser Ser Arg Arg	U C A G
G	Val Val Val Val	Ala Ala Ala Ala	Asp Asp Glu Glu	Gly Gly Gly Gly	U C A G

表8-2 哺乳動物リボソームのタンパク質の分子量と核酸の沈降定数

リボソームの大きさ	タンパク質分子量	RNAの沈降定数
40Sリボソーム	7×10^5	18s
60Sリボソーム	1×10^6	5s, 5.8s, 28s

　　　　リボソームには細胞質の膜に結合しているものがあり，これを粗面小胞体といって，主に分泌タンパク質をつくっている場所である．他に細胞質内に遊離しているリボソームがあり，ここでは細胞質に留まるタンパク質をつくっている．

3. タンパク合成の開始

　　　　タンパク質の合成は，まず40Sリボソームとmet-t-RNAとがリ

8章 タンパク質の合成　67

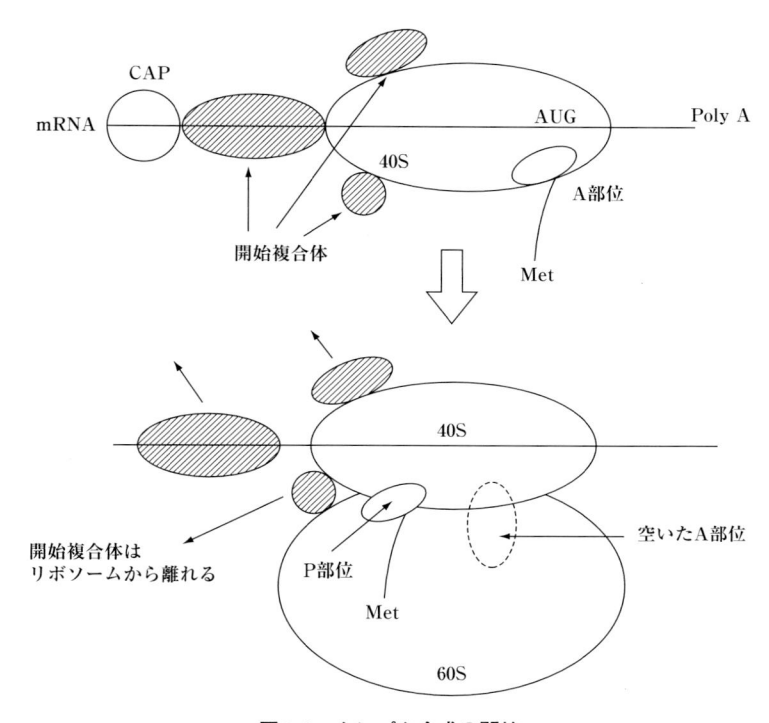

図8-1　タンパク合成の開始

ボソームのA部位（図8-1）に結合し，さらに開始複合体というタンパク質がこれを取り巻くことで始まる．この複合体の1つがm-RNAのキャップに結合し，またこの複合体の別のタンパク質が60Sリボソームとの会合を果たし，複合体は離れる．この時80Sリボソームは雪ダルマ状の形になり，m-RNAは雪ダルマの口にくわえられたように雪ダルマの顔の前面に水平に横たわる．

4. 転写開始に影響するDNAの因子

　　長いDNAのうち，RNAに転写されるのは約1/10の長さのエキ

ソン (exon) と呼ばれる部分のみである．エキソンの転写開始部分には特殊な塩基配列をもっているプロモーター (promoter) やエンハンサー (enhancer) などがあり，この部分に結合する転写因子 (transcription factor) がある．転写因子の中で，基本転写因子と呼ばれるタンパク質はいくつかのファミリー (family) に分かれている．

たとえば，C/EBF family には6種類の因子がある．いずれも脂肪細胞の分化に必須の因子であり，その-COOH 端にはロイシン・ジッパー (leucine zipper，図8-2) という構造がある．そしてプロモーターの一つである TATA BOX（DNAのT，A，T，A，という配列）に結合する．

また，基本因子とは別に，転写のCO-factor と呼ばれる200種を越すタンパク因子がある．そのうちの一つ，PPAR-γ (peroxi-

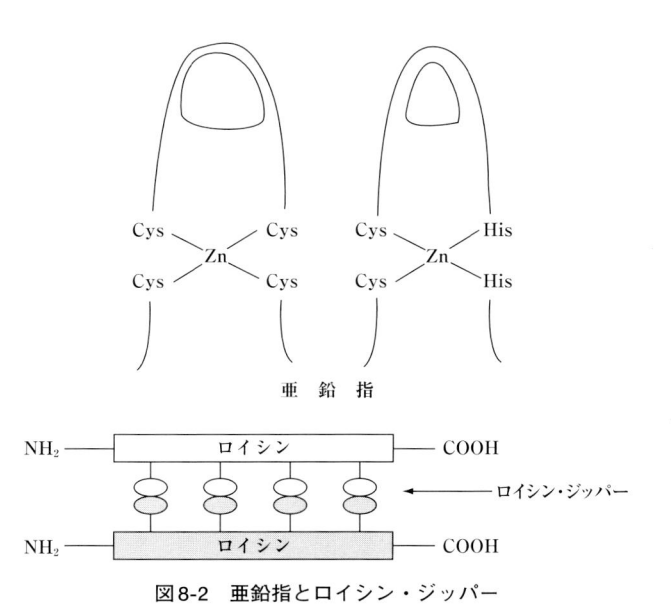

亜 鉛 指

図8-2　亜鉛指とロイシン・ジッパー

some proliferator-activated receptor-gamma) は糖尿病の発症と関係が深い．この種のタンパク質には亜鉛指（zinc finger，図8-2）と呼ばれる構造があり，DNAと結合する．

5. ペプチド鎖の伸長と終結

次の段階はペプチド鎖の伸長である．図8-3に示すようにリボソームのA部位に結合するのはアミノ酸が1個しか結合していないt-RNAであるが，P部位に結合するt-RNAにはすでにペプチドが結合している．ここでペプチジールトランスフェラーゼがGDPとタ

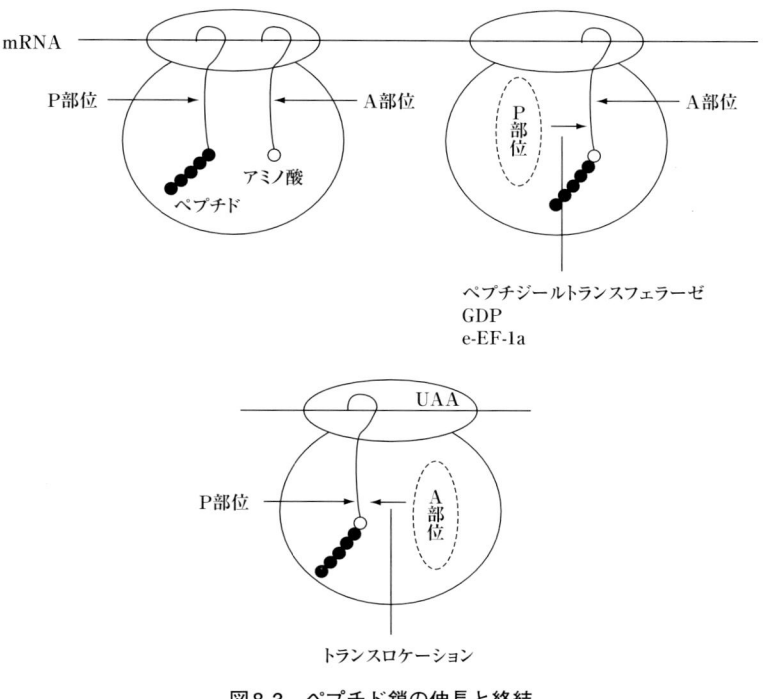

図8-3 ペプチド鎖の伸長と終結

ンパク質性の伸長因子e-EF-1αの助けを借りて，A部位にペプチドを移す．この時の酵素ペプチジルトランスフェラーゼはタンパク質ではなく，RNAであるという．RNAが酵素の反応を触媒するRNA酵素という．

6. トランスロケーション

次の段階はトランスロケーションである．ペプチド基を失ったP部位のt-RNAはリボソームから離脱する．そうすると空になったP部位にA部位にあるペプチドを持ったt-RNAが伸長因子e-EF2とGTPの介添えで場所を変える（トランスロケーション）．ペプチド鎖が完成すると，A部位に終結の遺伝暗号UAA，UAG，UGAが現われ，遊離因子（releasing factor）がこれを認識して，GTPとペプチジールトランスフェラーゼの協力でペプチドとt-RNAとの間の結合を加水分解する．完成されたタンパク質が遊離されると，80Sリボソームは60Sと40Sのサブユニットに分解されてしまう．

7. 抗生物質の作用点

医薬として用いられる抗生物質にはタンパク質や核酸代謝に阻害作用をもつものもある．

たとえばアクチノマイシンD（Actinomycin D）はDNA依存性RNAポリメラーゼを阻害してリボソーマルRNAの合成を妨ぐので，実験的にRNA合成を阻害しようとする場合に用いられる．結核症の治療に使われるリファンピシン（Rifampicin）は細菌のRNAポリメラーゼを阻害する．

細菌の転写を阻害する抗生物質はかなり多い．テトラサイクリン（Tetracyclines），クロランフェニコル（Chloramphenicol），スト

レプトマイシン（Streptomycin），エリスロマイシン（Erythromycin），などがそれでエリスロマイシン（Erythromycin）はトランスロケーションの段階を阻害する．シクロヘキシイミド（Cycloheximide）は数少ない真核細胞のタンパク合成の阻害薬である．

8. 翻訳後のプロセッシング

　　インスリンはプロホルモンとして生合成され，プロテアーゼで切断されてから活性ホルモンになる．コラーゲンは翻訳後にリジン，プロリンなどの水酸化がおこるが，これも翻訳後の変化である．

9. 組み替えDNAの技術（recombinant DNA techniques）

　　組み替えDNAの技術の進展によって，DNAのある特定部分の増幅が可能になっている．さらに医薬品の製造や遺伝子治療も可能になったのである．この技術は将来遺伝子工学の専門家になるのなら別だが，一般の医学生には概略が理解されればよいと考えるので，ここでは細部には立ち入らない方針である．また，特殊な用語がある．たとえばサザン（E.M. Southern，発明者名）がDNAの断片をfilter上に写し取る技術を開発したのは1975年のことである．その後，RNAをブロットする方法はnorthern（人名ではない）法で，タンパク質の場合はwestern（これも人名ではない）法というように造語法がこの世界では日常になっている．

10. 組み替えDNAの技術のフローチャート

　　(1) 制限酵素でDNAを切り貼りしてvector DNA（plasmid,

phage, virus）をつくる．
(2) 制限酵素で切断して粘着末端に挿入したいDNAを入れて環を閉じる．（組み替えDNAの誕生）（図12-4）
(3) 細菌などの細胞にDNAを組み込む（プラスミド，ウイルスなどを感染させる）．
(4) 細菌をメンブラン・フィルターに移し，ラベルした核酸プローベと混ぜて，ラベルされたDNAをもった細菌のコロニーをX線フィルムを使って探す．こうして問題のDNAをもつ細菌のクローンが得られる．
(5) 得られたクローンについて，サザンブロット（southern blot），ノーザンブロット（northourn blot），ウエスタンブロット（western blot）などの方法で，遺伝子の診断，遺伝子の発現，目的のタンパク質がつくられたかどうかを調べる．

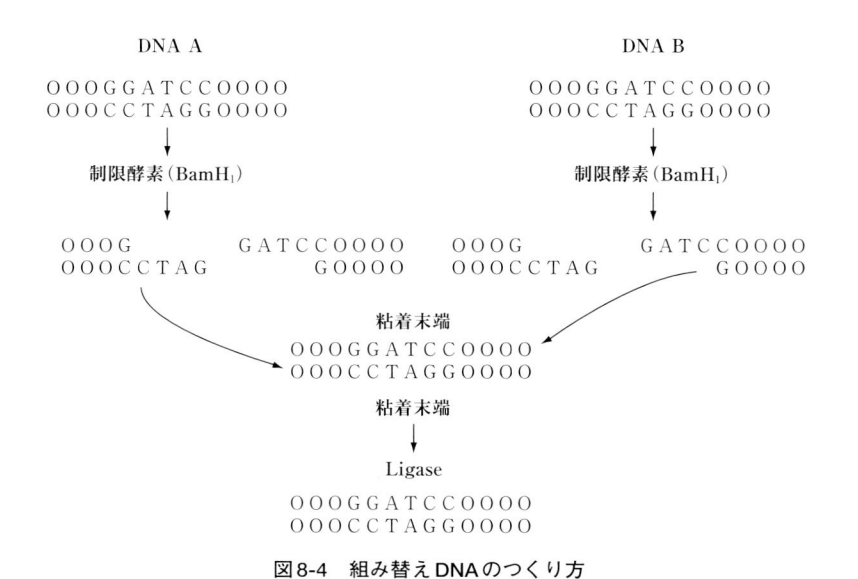

```
       DNA A                                    DNA B
  OOOGGATCCOOOO                           OOOGGATCCOOOO
  OOOCCTAGGOOOO                           OOOCCTAGGOOOO
         ↓                                       ↓
   制限酵素（BamH₁）                         制限酵素（BamH₁）
         ↓                                       ↓
  OOOG        GATCCOOOO              OOOG        GATCCOOOO
  OOOCCTAG        GOOOO              OOOCCTAG        GOOOO

                          粘着末端
                      OOOGGATCCOOOO
                      OOOCCTAGGOOOO
                          粘着末端
                             ↓
                          Ligase
                      OOOGGATCCOOOO
                      OOOCCTAGGOOOO
```

図8-4　組み替えDNAのつくり方

11. 組み替えDNA用語の解説

制限酵素：この酵素は正しくはendonucleaseという．DNA分子内の特定の配列で切断する．たとえばEcoR1（エコアール）という酵素はGAATTCあるいはCTTAAGのGとAとの間を切断する．

粘着末端：2本鎖DNAの末端で互いに相補的な短い1本鎖が突出している．

挿入断片：外から挿入されたDNA断片

cDNA（complimentary DNA）：エキソンのみのDNA，mRNAからRNA依存性DNAポリメラーゼでつくる．

Plasmid：染色体とは独立して存在する小型環状のDNA.

SnRNA：小型の核RNA．テロメラーゼと共存して酵素作用に不可欠．

Southern blot：DNAをアガロースゲルからニトロセルロース膜に移した後，相補的DNAまたはRNAにより目的のクローンを検出する方法．

PCR（polymerase-chain-reaction）：アーサー・コーンバーグ（A. Kornberg）のDNAポリメラーゼを用いて，DNA断片を増幅する反応．この方法でかなりの量のDNAが得られる．

12. 細胞分裂の周期

DNAの合成は特別の時期だけにおこる．有糸分裂はほ乳動物の細胞では周期的におこるので分裂から次の分裂までの期間を細胞周期という．DNA合成期（S期）と細胞分裂期（M期）との中間期をGap1（G1），Gap2（G2）と名付けると図8-5に示すような円

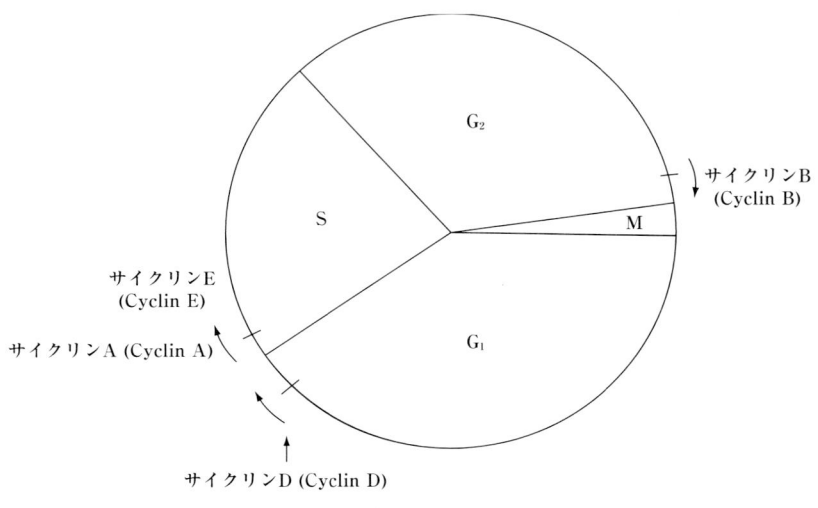

図8-5 細胞周期とサイクリン

　が得られる．この円の所々に関門があって，これを通過するのに必要な核タンパク，サイクリン（cyclin）がある．サイクリンにはD，E，A，Bなど数種があって，細胞周期を進行させるタンパク質をリン酸化するプロテイン・キナーゼ（CDK，cyclin-dependent-protein-kinase）を活性化させる（表8-3）．

13. 遺伝子治療

　遺伝子治療には2種類あり，常染色体遺伝子療法（somatic gene therapy）と性細胞遺伝子療法（germ line gene therapy）とがある．前者に属するアデノシン・デアミナーゼが欠損している免疫機能不全のある子どもを治療したり，cystic fibrosisの患者の肺にアデノウイルスをvectorとして正常なcystic fibrosis transmembrane regulatory proteinを入れ込む方法は安全で効果的なので，

表8-3 プロテイン・キナーゼとサイクリン

	種類	gene	分子量	作用	細胞周期
G_1 cyclin	CLN 1 CLN 2 CLN 3	cdc28	62kda	プロテイン・キナーゼ (protein kinase)	G_1 末期 S期進入に必要
Mitotic cyclin	Cyclin A		42kda	p33 蛋白と結合	Cyclin B と共存すると細胞は M 期に入る M 期末期には分解
	Cyclin B_1 Cyclin B_2	cdc13	42kda	p34^{cdc2}kinase と結合	M 期に紡垂体形成 M 期に微小管形成 M 期後も細胞核に残存

(三浦・石井 見えてきた癌のプロフィル Ⅱ p21 表1 篠原出版 1991)

かなり行なわれている.

　しかし，後者の遺伝子治療は欠損している遺伝子を新たに入れ込むことなので，安全性の観点から問題が残っている．最近の人体実験では，*in vitro* で受精した卵細胞を8細胞期まで培養を続け，DNAを採取，PCR法で増量し，この卵が正常でホモ接合体であることを確かめてから母体にもどす方法がある．

9章 アミノ酸の代謝

ここではアミノ酸の代謝について述べてみる．すなわちアミノ酸の分解，尿素の生成，アンモニアの発生，炭素原子1個の移動などである．

1. アミノ基転移と酸化的脱アミノ反応

アミノ基転移は多くの場合，アラニン，アルギニン，アスパラギン，アスパラギン酸，シスチン，ロイシン，イソロイシン，リジン，フェニルアラニン，トリプトファン，チロジン，バリンなどのアミノ酸からアミノ基がαケトグルタル酸に転移する反応で，ピリドキサルリン酸が補酵素になっている．この反応は可逆反応である．

酸化的脱アミノ反応はグルタミン酸にNAD^+と水とがはたらいてαケトグルタレートとNADHとNH_4とができてくる（図9-1）．

2. 尿素サイクル

アミノ酸から生じるアンモニアは生体にとって有毒なので魚類などでは鰓から周辺の水に流し，陸上動物では毒性の低い尿素にして排出する．肝臓での尿素の生産反応はクレブス（Hans Krebs）が尿素サイクルとして発表している（図9-2）．オルニチンがCO_2と結合してシトルリンを形成する反応はミトコンドリア内で行なわれ，他の反応は細胞質で進行する．尿素のアミノ基はシトルリンとアスパラギン酸由来である．このサイクルの発見はクレブスの研究では初期のもので，後のクエン酸サイクルの発想もこの尿素サイクルに由来しているものと思われる．は虫類や鳥類では尿素ではなく，

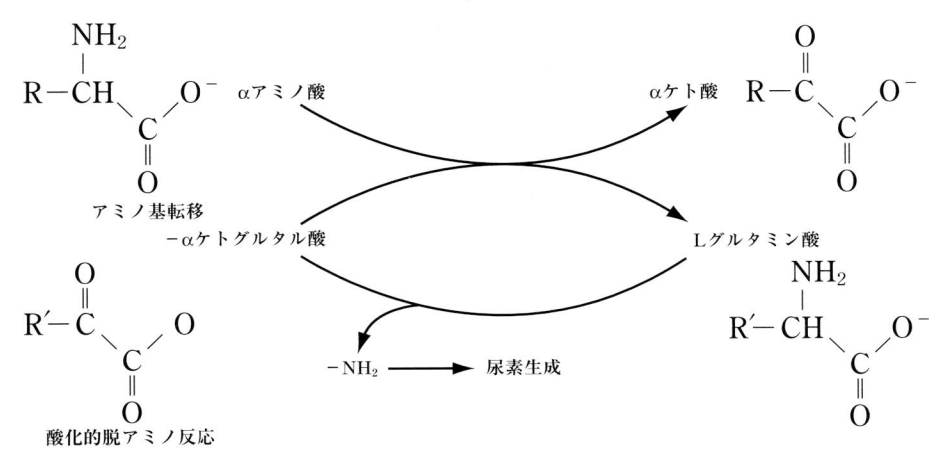

図9-1 アミノ基転移と酸化的脱アミノ反応

尿酸がアミノ酸の終末産物になっている．

3. アンモニアの排出

　　遊離のアンモニアはグルタミン酸と反応してグルタミンをつくる．グルタミンはアンモニアと異なり無害なもので，肝臓に送られ尿素に合成される．あるいは腎臓でグルタミナーゼがはたらいて，アンモニアが再び生じて尿に排泄される．尿にアンモニア臭があるのはこのためである．

4. 炭素原子1個の移動に必要な化合物

　　アミノ酸代謝には炭素原子1個の移動が必要な場合が多い．このような移動に際して補酵素あるいは補助因子として，葉酸，ビオチン，ビタミンB_{12}，S-アデノシル・メチオニンが使われている．

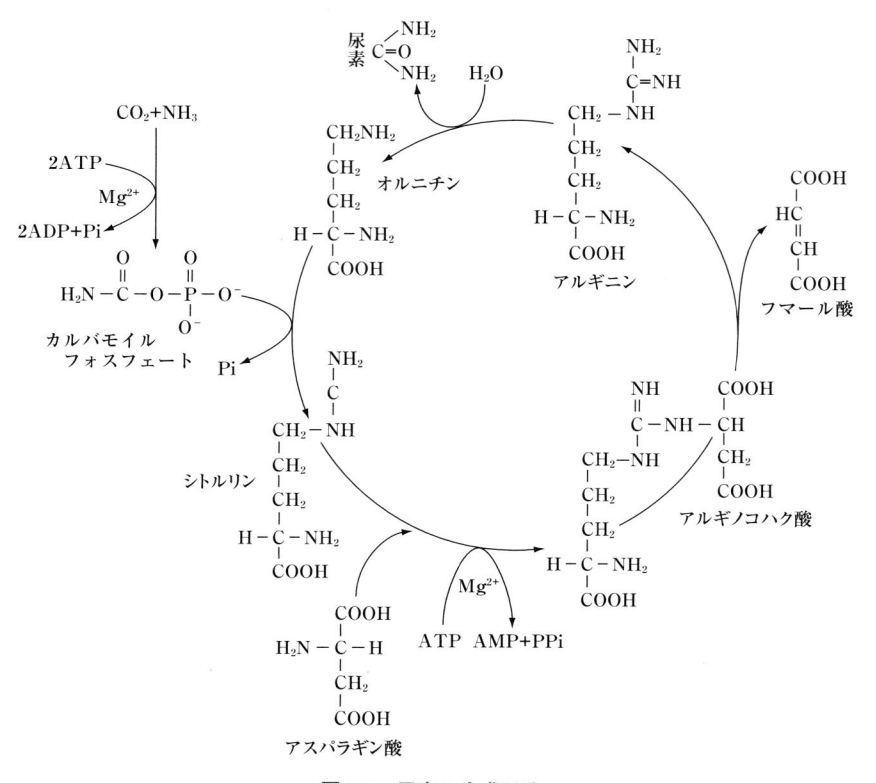

図9-2 尿素の生成回路

1) テトラヒドロ葉酸

　　　テトラヒドロ葉酸はプテリジン，パラアミノ安息香酸，グルタミン酸がこの順に結合している化合物である．1個の炭素原子はプテリジン部分に結合する．

2) ビオチン

　　　HCO_3の移動にはビタミンのビオチンが用いられる．

3）ビタミンB_{12}

　　ビタミンB_{12}はコバルトを含んだビタミンでメチオニンの合成にメチル基が必要な場合に使われる．

4）S－アデノシルメチオニン

　　メチオニンの硫黄原子にアデノシル基が結合した化合物で，S－アデノシルメチオニンのメチル基をはずしてS－アデノシル・ホモシステインをつくる．

10章 糖質の生化学

1. 糖質の種類

　　糖質は，炭酸ガスと水とを材料として葉緑体をもっている植物が太陽光線の助けを借りて光合成によってつくっている．したがって，普通の糖質は炭素，水素．酸素の3元素からなるので，炭水化物 carbohydrate ともいう．しかしアミノ糖（ヘキソサミン hexosamine），糖タンパク（glycoprotein），プロテオグリカン（proteoglycan）は窒素を含み，またコンドロイチン硫酸（chondroitin sulfate）は硫黄を含んでいる．

　　主要な糖質は構造上アルドース（aldose）とケトース（ketose）に分かれ，炭素原子の数によって表10-1に示すような名称が付けられている．そのうち生理的に重要な糖はリボース，グルコース，フルクトース，ガラクトース，マンノースである．

　　糖の構造は3種類あり，鎖状のフィッシャー（Fischer）の式，環状のハヴォース（Haworth）の式，立体化学の式が場合に応じて

表10-1　主要なアルドースとケトース

炭素原子の数	アルドース		ケトース	
3	グリセルアルデヒド	glyceraldehyde	ジヒドロオキシアセトン	dihydroxyacetone
4	エリトロース	erythrose	エリトルロース	erythrulose
5	リボース	ribose	リブロース	ribulose
	アラビノース	arabinose	キシルロース	xylulose
	キシロース	xylose		
6	グルコース	glucose	フルクトース	fructose
	マンノース	mannose	ソルボース	sorbose
	ガラクトース	galactose		

使い分けられている（図10-1）．溶液中では鎖状のものと環状のものとが平衡を保っているが，どちらが多いかは糖の種類によって異なる．

1）配糖体（グリコシド，glycoside）

糖と別の糖とが結合して生じた化合物と，糖と他の化合物（アグリコン，aglycone）が結合して生じた化合物とがある．二糖類は糖が2分子結合したものである．グルコース2分子が結合した糖はマルトース（麦芽糖，maltose），グルコースとフルクトースとが結合した糖はスクロース（蔗糖あるいは砂糖，sucrose），ガラクトースとグルコースとが結合した糖はラクトース（乳糖，lactose）である（図10-2）．ジギタリスやウアバインのような強心配糖体はアグリコンがステロイドである（図10-3）．

2）多糖類

グルコースが多数グリコシド結合でつながったもので，デンプン，グリコーゲンなどがあるが，分枝構造が異なっている．

糖タンパク質，プロテオグリカンは細胞間基質として重要であり，主な機能だけを次の表10-2に示した．

グリコサミノグリカン（glycosaminoglycan，GAG）は重量の

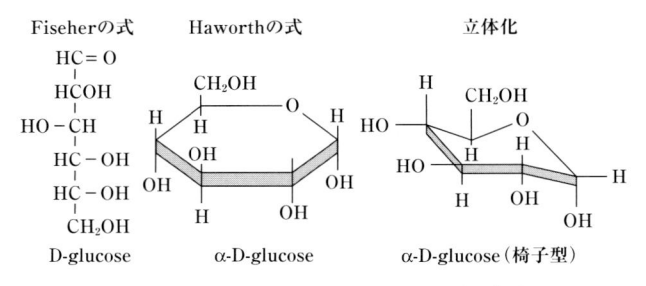

図10-1　グルコースをあらわす3種の方式

図10-2　最も普遍的な二糖類

Sucrose　ショ糖
（Glucose α(1→2)-fructose）

Lactose　乳糖
（Galactose(1→4)-glucose）

maltose　麦芽糖
（Glucose α(1→4)-glucose）

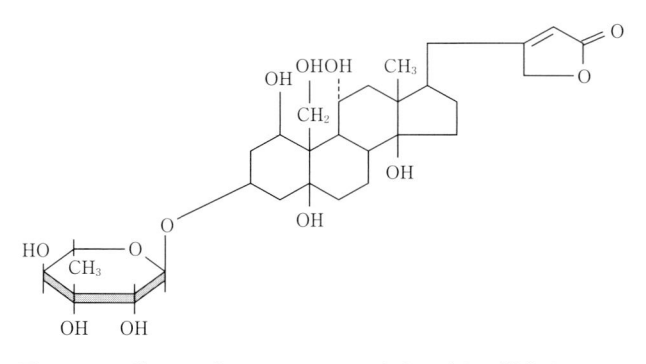

図10-3　アグリコンとしてステロイドをもつ強心配糖体ウアバイン（ourbain）

表10-2　プロテオグリカンの生理機能

1. 細胞外マトリックスの重要な構成要素
2. マトリックスのタンパク質コラーゲン，エラスチン，フィブロネクチン，ラミニンと相互作用をもつ
3. 自身ポリアニオンとしてカチオンと結合
4. 細胞の遊走を助ける
5. 抗凝固剤ヘパリンとしてはたらく
6. 細胞膜成分としては受容体を支える
7. 小胞体の構成成分でもある

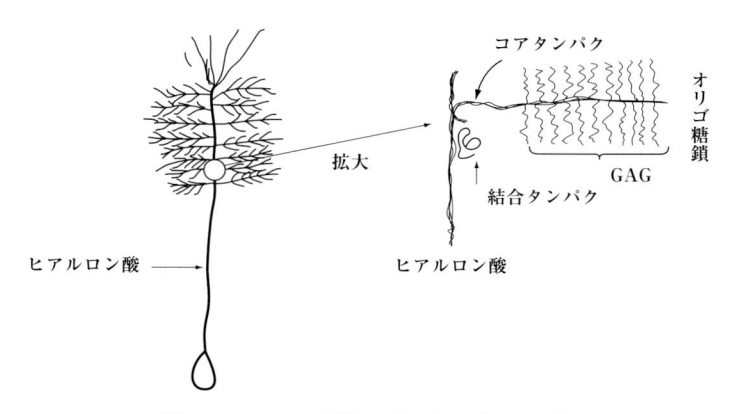

図10-4　GAGの形状，びん洗いブラッシ状

　95％は2糖単位（ヘキソサミンとウロン酸）の繰り返しで名称もこれに起因している．GAGには硫酸があるもの（コンドロイチン硫酸，ケラタン硫酸，デルマタン硫酸）と硫酸のないもの（ヒアルロン酸とコンドロイチン酸）とがある．

3）GAGのタンパク部分

　　ヒアルロン酸と結合している結合タンパク質とさらにそれに引き続きコアタンパク質とが，長い糖鎖の周囲に瓶を洗う時に使うブラッシのようにフサフサと付着している（図10-4）．

　　GAGはもとムコ多糖と呼ばれていた．動物の粘性のある分泌物mucusから得られた多糖という意味である．現在でも臨床医学ではムコ多糖症という名称が残っている．この遺伝病は7型に分類されていて，特徴はガーゴイ様顔貌である．ガーゴイリスム（Gargoylism）とはゴシック建築の樋に付いている怪物の顔で，日本でいえば鬼瓦，フランスでいえばノートルダム寺院の屋上にいる怪物の顔に似ている．患者には固く多毛の皮膚，角膜混濁，難聴などがみられ，視診でも診断のつく特徴をもつ．わが国では患者数は少な

いが時に外来を訪れることもある．

2．糖質の消化

　　ヒトが食べる食品でエネルギー源として最も多く用いられているのはデンプン（starch）である．デンプンはグルコースが多数α-1,4結合で結ばれているアミロース（amylose）とα-1,4結合の他にα-1,6結合で枝分かれしているアミロペクチン（amylopectin）を含む多糖類である．口腔内で唾液アミラーゼ（amylase）と膵臓から分泌されるアミラーゼによって分解され，麦芽糖などの二糖類を生じ，さらにマルターゼによって分解されてグルコースが生じ，グルコースの形で吸収される．

　　デンプン以外にエネルギー源になる食品は砂糖，乳糖などの二糖類で，それぞれスクラーゼ（グルコースとフルクトース），ラクターゼ（グルコースとガラクトース）に分解される．

3．グルコースの吸収

　　腸管細胞にはグルコース・キャリアーがあり，グルコースとNaイオンとが結合して膜を通過する．この時のNa$^+$の膜通過はいわゆる能動輸送（active transport）でATPのエネルギーでNaポンプがはたらき，Na$^+$はK$^+$と引き替えに膜を通過する．

　　消化管の膜を通過して血液に入ったグルコースは血糖として全身を巡り，糖を必要とする細胞に糖を供給する．この時，細胞の種類によってグルコースの摂取にインスリンを必要とするものとしないものとがある．前者に属する細胞は筋肉，脂肪組織，白血球，乳腺で後者に属するのは肝臓，腎臓，脳，赤血球などである．

4. 解糖系

　細胞内に取り込まれたグルコースは図10-5に示す解糖系に入り六炭糖は2分子の炭素3個の化合物に分解される．ATPは4カ所で反応に加わり，NAD$^+$はピルビン酸までの反応では1カ所で関連する．この系の律速酵素は果糖1，6-二リン酸（frutose 1，6-bisphospate）をつくる酵素ホスホフルクトキナーゼ（phosphofructokinase）である．

1）グルコースからピルビン酸の生成

　この解糖系ではグルコース1分子がピルビン酸2分子になるまでに高エネルギーリン酸結合は10個生じてくるが，この系自体が2個の高エネルギーリン酸結合を消費するのでエネルギーの獲得は8

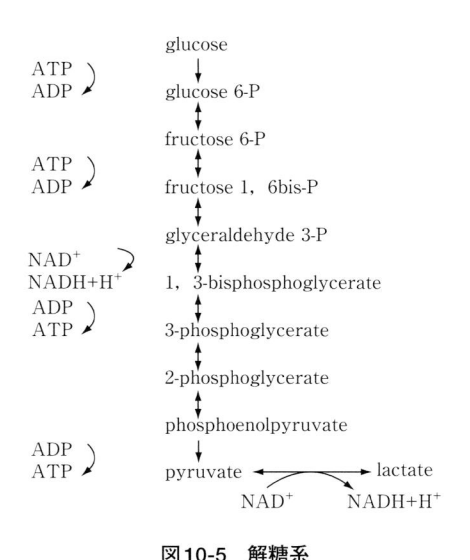

```
                    glucose
    ATP  ⤵             ↓
    ADP  ⤴          glucose 6-P
                       ↕
                   fructose 6-P
    ATP  ⤵             ↓
    ADP  ⤴          fructose 1，6bis-P
                       ↕
                   glyceraldehyde 3-P
   NAD⁺  ⤵             ↓
   NADH+H⁺ ⤴       1，3-bisphosphoglycerate
    ADP  ⤵             ↓
    ATP  ⤴          3-phosphoglycerate
                       ↕
                   2-phosphoglycerate
                       ↕
                   phosphoenolpyruvate
    ADP  ⤵             ↓
    ATP  ⤴          pyruvate  ⇄  lactate
                            NAD⁺   NADH+H⁺
```

図10-5　解糖系

個の高エネルギーリン酸結合にすぎず，あまり効率はよくない．後述のTCAサイクルに比べるとかなり効率が悪いのである．

2）ピルビン酸からアセチルCoA（Acetyl CoA）まで

解糖によって生じたピルビン酸はミトコンドリアに運ばれて，acetyl CoA と CO_2 に変化する．この変化には3種の酵素（総称してピルビン酸脱水素酵素複合体）とビタミン B_1 ピロリン酸（ビタミン B_1 PP）やlipoamide, CoenzymeA, NAD^+, FAD^+ などの補酵素が作用する（図10-6）．Acetyl CoAは解糖系のみならず，脂肪酸代謝やアミノ酸の分解の時にも生じてくる．

> この解糖系はエムデン・マイヤーホフの解糖系ともいわれている．マイヤーホフ（Otto Meyerhof, 1881～1951）が解糖系の11の酵素のうち，5種の酵素を発見しているからである．マイヤーホフはまだドイツに居た時代，後にノーベル賞を受賞する優秀なお弟子さんを何人か育てている．その秘訣が何か知りたくて，著者はマイヤーホフのアメリカでの晩年のお弟子さんに訊いてみた．（著者はマイヤーホフの没後間もなくペンシルバニア大学に留学．他に空き部屋がなかったため，彼の使った実験室をそのまま使用することになった．）著者がマイスター（マイヤーホフはここでもマイスターと呼ばれていた）の指導はどんな風であったかを尋ねると，皆が口を揃えて言ったことは，直接の生化学的指導はあまり無くて，むしろ印象に残ったのはパーティなどの席上の，彼の奥深い教養がほとばしる，何気ない話が素晴らしかったというのである．「近代生化学の父」と呼ばれたマイヤーホフは生化学を技術として捉えず，むしろ科学として後の人たちに伝えたかったと思われるのである．

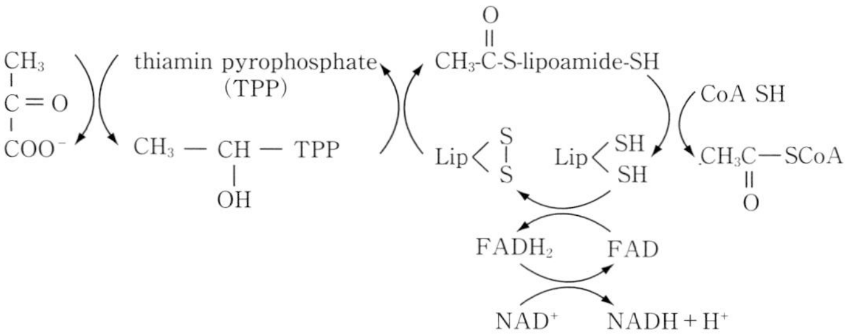

$$CH_3\text{-}C(=O)\text{-}COO^- \xrightarrow{\text{thiamin pyrophosphate (TPP)}} CH_3\text{-}CH(OH)\text{-}TPP \xrightarrow{CH_3\text{-}C(=O)\text{-}S\text{-lipoamide-SH}} Lip\begin{matrix}S\\|\\S\end{matrix} / Lip\begin{matrix}SH\\SH\end{matrix} \xrightarrow{CoA\,SH} CH_3C(=O)\text{-}SCoA$$

$$FADH_2 / FAD$$

$$NAD^+ / NADH + H^+$$

この系はアミノ酸代謝，脂肪酸代謝も解糖系と同じく終末産物としてアセチルCoAが生成する重要な代謝系である．不可逆反応である全体としての反応は

pyruvate + CoA SH + NAD$^+$ ⟶ acetyl CoA + CO$_2$ + NADH + H$^+$

であるが，詳細にみると諸所でビタミンが関与している．

図10-6　ピルビン酸からアセチルCoAの生成

5. クエン酸サイクル（TCA cycle，クレブス　サイクル）

　　ピルビン酸はクエン酸サイクルに入ると二酸化炭素と水とに完全に分解される．クエン酸サイクルというのはピルビン酸がこの反応系で最初に出会うのがクエン酸だからで，TCA cycleというのはこのサイクルのメンバーがトリカルボン酸（tricarboxylic acid）で構成されているからである．クレブスサイクルというのは主な研究者の名がクレブス（Hans Krebs）だからである．

　　クレブスは尿素が肝臓で生成される時にその反応がサイクルをつくっていることを1932年に発見しており，クエン酸サイクルのメンバーを微量に添加しても触媒的に作用してこの反応が促進されることから，1937年にもう1つのサイクルの存在を示唆するまでに研究は発展した．

　　TCAサイクルを図10-7に示した．なおこの図には電子伝達系（electron transfer system）も併記してある．クエン酸サイクルで生じたNAD$^+$はこの系に入らなければ有効なエネルギーを生じない

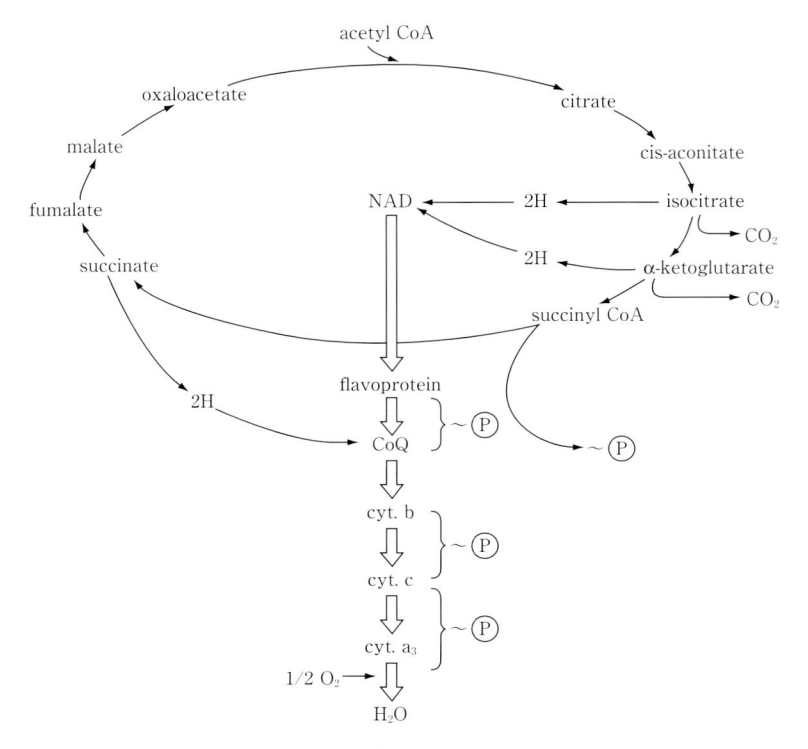

図10-7 クエン酸サイクルと電子伝達系

からである.

Sir Hans Krebs (1900〜1981) はドイツ生まれの医師で, ヒットラーに追われて1933年以降英国に亡命, Oxford大学の教授であった. Sir Hansと呼ばれる方がDoctor Krebsより耳慣れているのか, この呼びかけに対しては比較的愛想よく応対してくれる. しかし, どちらかと言えば, 口数の少ない人である.

著者は泊まり込みのシンポジウムで数回会って親しくなったクレブスがjet lagに強いことを誉めたら, 愛用のトランキライザーを分けてくれた. 珍しいことだそうだ.

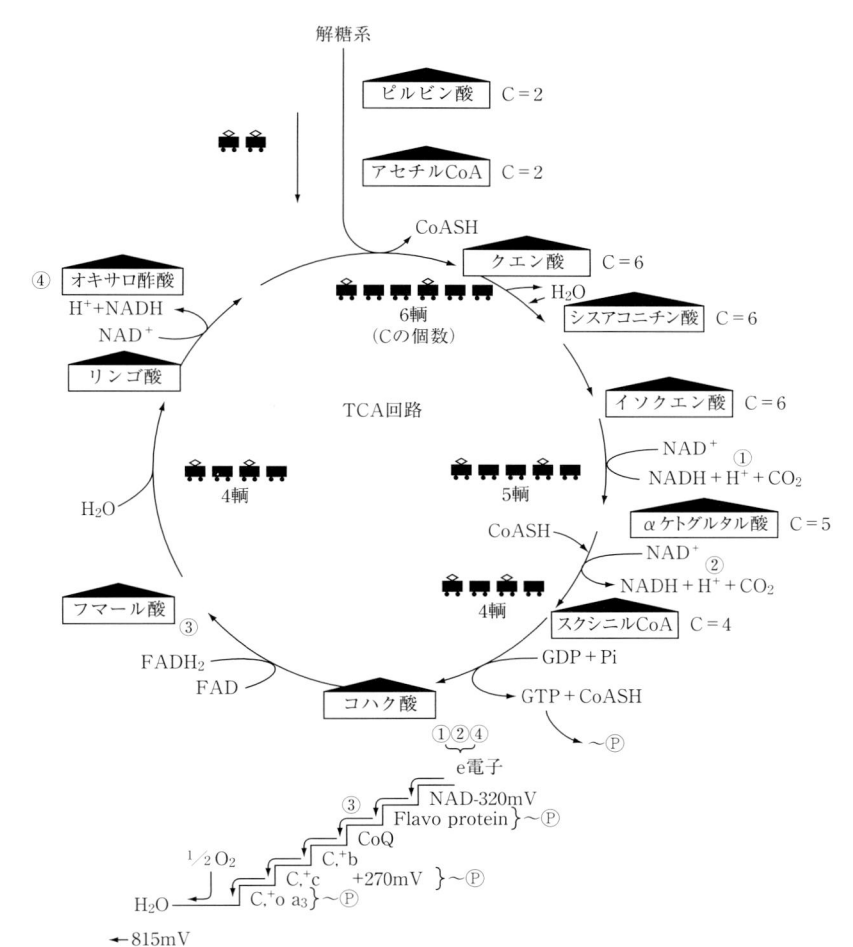

図10-8 TCA回路を環状線に電子伝達系を水力発電所にたとえると

6. TCA回路（クレブス回路）の解説

　　　TCA回路を電車の環状線にたとえてみる（図10-8）．

生化学には回路（サイクル）という名のついた反応系がいくつかあり，発見者の名がついている．TCA回路もクレブス（発見者の名）回路ともいわれている．この回路を今，東京の山手線，あるいは大阪の環状線にたとえてみる．この環状線の起点になるのはクエン酸駅で全部で9つの駅から成っている．電車は6両連結（$c=6$）である（炭素原子cの数は6で電車の車両数にたとえた）．2番目の駅はシスアコニチン酸駅で，ここでお客のH_2O（水）が降車する．このお客は無料パスをもっているので，収入にはならない．3番目の駅はイソクエン酸駅で，ここでは無料パスをもったお客（水）が乗り込んでくる．4番目の駅はα-ケトグルタル酸駅でここで電車は1両離されて5両連結（$c=5$）になり，また代金（エネルギー）を払うお客（H^+①）が降りる．H^+は電子eのことであるが，「電子伝達系」に乗り換えそこでエネルギー（代金）を出す．5番目の駅はスクシニルCoA駅で，ここでは電車がもう1両はずれ，4両連結（$c=4$）になり，またH^+②も降りて「電子伝達系」に乗り換え，エネルギー（代金）を払う．6番目のコハク酸駅では電車の台数は変わらず4両（$c=4$）であるが，ここで降りるお客のGTPは「電子伝達系」に乗り換えなくても高エネルギー化合物〜Ⓟであるから運賃収入になる．7番目の駅はフマール酸駅で，ここで降りる客の$FADH_2$も「電子伝達系」に乗り換え，エネルギーを出す．8番目の駅はリンゴ酸駅でここでは無料パスのお客H_2Oが乗り込んでくる．この回路の最後の駅はオキサロ酢酸駅で，ここでは電子H^+が「電子伝達系」に乗り換えてから代金を払う．こうして「電子伝達系」で支払った代金（エネルギー）は高エネルギー化合物のATPに換算すると回路を1周するだけで実に22個のATPができる．これにGTPから2個の〜Ⓟが加わってグルコース1分子がTCA回路を1回りすると24個の高エネルギー化合物のATPが生じるのである．

　電子伝達系は呼吸鎖，水素伝達系など種々の名前があるが，ミト

コンドリアの内膜にあって，電子と結合しやすい物質群である．ここではダムと水力発電所にたとえてみた．電子はTCA回路から離れて電子伝達系で空気中の酸素にまで運ばれ，水をつくる．電子は電気的陰性の物質から，より電気的陽性の物質に流れるので，呼吸鎖のなかではNAD，フラボプロテイン，CoQ，シトクロムの順に流れていく．それらの物質の電位はNADが−320mV，シトクロムが＋270mV，水が＋815mVである．電子の流れで酸化が起こり，これと固く共役している「酸化的リン酸化」の系がはたらき，ATPの〜Ⓟができて，生体はエネルギーを獲得するのである．

7. 呼吸鎖（respiratory chain）と電子伝達系（electron transfer system）

呼吸鎖はミトコンドリア内膜にあり，ミトコンドリアのマトリックスにあるクエン酸サイクルの酵素やピルビン酸脱水素酵素複合物の近傍に存在している．鉄を含むシトクロム（cytochromes）も含有する．この系は酸化的リン酸化と共役しているので，多くのエネルギーに富むリン酸〜Ⓟを生じる．

8. 高エネルギーリン酸結合〜Ⓟの生成

グルコース1分子が完全にCO_2とH_2Oに分解されるまでに，どれだけのATPが生じてくるかを示したのが図10-9である．前述のように解糖系では8個の〜Ⓟしか生じない．クエン酸サイクルが1回転するとピルビン酸1分子について12個の〜Ⓟが生じる．グルコース1分子から2分子のピルビン酸がつくられるので，グルコース1分子からはクエン酸サイクルの1回転で24個の〜Ⓟが生じることになる．この中には基質レベルのリン酸化というATP合成の方

	代謝系	酵素名	補酵素	基質レベル	電子伝達系
解糖系	glucose → 1, 3-bisphosphate glycerate	glycelaldehyde 3-P dehydrogenase	NADH+H^+ (x2)		6ATP
解糖系	1, 3-bisphosphate glycerate → 3 phosphoglycerate	phosphoglycerate kinase		2ATP	
解糖系	phosphoenolpyruvate → pyruvate	pyruvate kinase		2ATP	
図13-6	pyruvate → acetylCoA	pyruvate dehydrogenase	NADH+H^+ (x2)		6ATP
クエン酸回路	isocitrate → α ketoglutarate	isocitrate dehydrogenase	NADH+H^+		6ATP
クエン酸回路	α ketoglutarate → succinylCoA	α-ketoglutarate dehydrogenase complex	NADH+H^+ (x2)		6ATP
クエン酸回路	succinylCoA → succinate	SuccinylCoA synthase		2ATP	
クエン酸回路	succinate → fumarate	succinate dehydrogenase	FADH2		4ATP
クエン酸回路	malate → oxaloacetate	malate dehydrogenase	NADH+H^+ (x2)		6ATP
			総計	6ATP	34ATP
			解糖系で	−2ATP	
			正味合計		38ATP

図10-9　糖代謝中に生じる高エネルギーリン酸（ATP）

法によって生成されるATPもある．これは酸化的リン酸化とは関係なく，基質に直接高エネルギー結合が導入されるからである．解糖系では図10-9に示す2カ所で行なわれている．解糖系，クエン酸サイクルで行なわれ，両サイクルを通じて合計38個の～Ⓟが生

9. グリコーゲンの生成と分解

すべての細胞でグリコーゲンは生成される可能性はあるが，主として合成が行なわれるのは肝臓と筋肉である．図10-10にはこれを略記した．

グリコーゲン生成の際に補酵素になるのはウリジン二リン酸（uridine diphosphate glucose，UDPG）である．先天的にグリコーゲンの代謝酵素が欠けたグリコーゲン貯蔵病にはいくつかの型がある．たとえばフォン・ギールケ（von Gierke）病はグルコース6-ホスファターゼの欠損でグリコーゲンが溜まる一方で分解されない．Debranching enzyme（枝分かれ部分を切断する酵素）の欠損しているコリ（Cori）病，ホスホリラーゼの欠損しているMcArdle病などがそれである．逆にグリコーゲン合成の過程でbranching

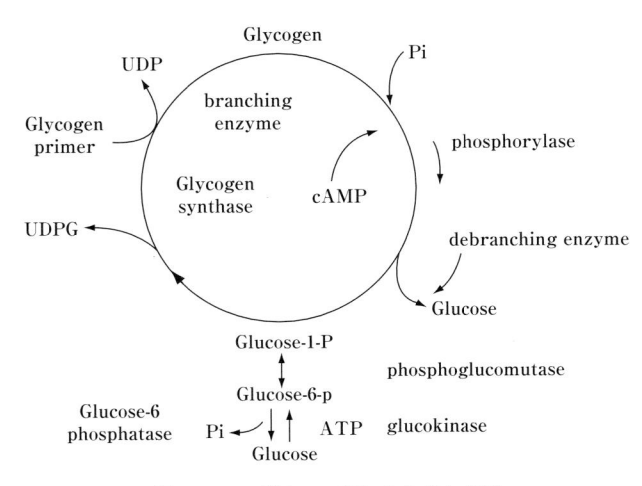

図10-10　グリコーゲンの合成と分解

enzyme（分枝構造をつくる酵素）の欠けたアンデルセン（Andersen）病は異形のグリコーゲンの蓄積がみられる．現在までにI型からVIII型までのグリコーゲン蓄積病が知られている．

10. 五炭糖リン酸側路（pentose phospate cycle, Warburg-Dickens経路）

　　五炭糖リン酸側路とは核酸に含まれるリボース，リブロースなどの五炭糖を生成する経路であり，図10-11に大略の経路を示した．第一段階の酸化の段階で生じてくるNADPHは脂肪酸やステロイドを生産するために大変重要なのである．発見者のオットー・ワールブルグ（Otto Warburg）はオットー・マイヤーホフ（Otto Myerhof）の従兄に当たり細胞呼吸の実験で有名である．

11. 糖新生（gluconeogenesis）

　　糖以外の化合物から糖をつくる反応もある．ヒトでは24時間で150gのグルコースが必要で，その75％は脳で消費されている．一般にグルコースやグリコーゲンは1日200gは入手可能であるが，なるべくならもう少し余裕をもちたい．そのためにも糖新生の機構は必要になってくる．

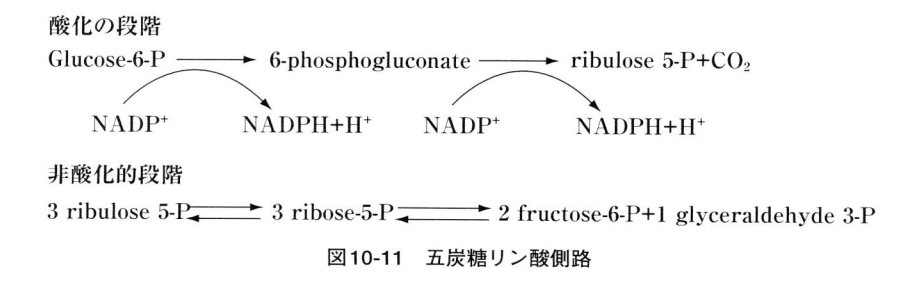

酸化の段階

Glucose-6-P $\longrightarrow$ 6-phosphogluconate $\longrightarrow$ ribulose 5-P+CO_2

　　　NADP$^+$　　NADPH+H$^+$　　NADP$^+$　　NADPH+H$^+$

非酸化的段階

3 ribulose 5-P $\rightleftharpoons$ 3 ribose-5-P $\rightleftharpoons$ 2 fructose-6-P+1 glyceraldehyde 3-P

図10-11　五炭糖リン酸側路

$$\text{pyruvate} + CO_2 + ATP \longrightarrow \text{oxaloacetate} + ADP + Pi + 2H^+$$
$$\text{Oxaloacetate} + GTP \rightleftarrows \text{phosphoenolpyruvate} + GDP + CO_2$$

総計
$$\text{pyruvate} + ATP + GTP \longrightarrow \text{phosphoenolpyruvate} + ADP + GDP + Pi + 2H^+$$

図10-12　糖新生

　一般的に糖の新生は解糖系やクエン酸回路の逆行なのだが，解糖系やクエン酸回路にはエネルギーの落差のある反応がいくつかあって，逆反応はおこらない．図10-12にはエネルギー落差を乗り越えるための生体の工夫の1例を示した．また，グルコース6ホスファターゼは遊離のグルコースをつくる重要な酵素だが，脳，脂肪組織，筋肉には元来欠けている酵素である．したがって，これらの組織では糖新生という現象はみられないのである．

　糖新生について組織を越えて糖が新しくできるコリ回路の存在を忘れてはならない．

　激しい運動の後で筋肉組織には乳酸が生じる．この乳酸が血液によって肝臓や腎皮質に運ばれ，そこで糖新生反応がおこりグルコースに変わり，再び最初の筋肉組織にもどることをコリ回路という．クエン酸回路は同じ組織内の回路であるが，コリ回路はもとの組織から出ていったん血液に入り，糖新生が終わると再び血液によってもとの組織にもどるものである．

　コリ回路の提唱者であるのコリ夫妻（Carl Ferdinand（1896〜1984），and Gerty Theresa（1896〜1957）Cori）はグリコーゲン合成酵素のホスホリラーゼの結晶化の業績によって1947年にノーベル賞を受賞している．Carlは温厚なヨーロッパ型の紳士で，聞き上手な学者であった．酷暑のセントルイスで好い酵素を得るためには冷房のない実験室ではウサギを予め冷蔵庫に入れて実験したそうである．

11章　脂質の生化学

　脂質は水に溶けず有機溶媒に溶ける極性物質の総称で，一般にはトリアシルグリセロール（triacylglycerol），脂肪酸（fatty acid），リン脂質（phospholipid），スフィンゴ糖脂質（glycosphingolipid），リポプロテイン（lipoprotein），ステロイド（steroid），プロスタグランジン（prostaglandin）などである．ここではステロイドとプロスタグランジンを別の章にしてそれ以外の脂質について述べる．

1. 脂質の消化吸収

　食品中の主な脂質は脂肪，グリセロール（triacylglycerol）である．十二指腸で胆汁によってエマルション（乳濁液）化されて表面積が増し，膵臓リパーゼの作用を受けやすくなる．リパーゼはトリアシルグリセロールを脂肪酸とモノグリセリドに分解する．このエマルジョンはミセルをつくり，これが小腸粘膜の上皮細胞に入って脂肪酸とモノグリセリドに分解し，腸管壁を通過して腸管上皮細胞に入り，ここで再び脂肪に合成される．

　吸収された脂質はタンパク質とも結合してキロミクロン（chylomicron）顆粒をつくり血管に入るので，食後の血液を光にかざして見ると不透明である．脂肪をあまり多く摂取しない日本人は食後に採血した血液も澄明であるが，オランダ人は脂肪の摂取量が多いので白濁して見える．

2. 脂肪酸

　主として食品中に含まれる脂肪酸を表11-1に示した．このうち，

表11-1 食品中の脂肪酸の種類と構造

炭素原子数	日本名	英語名	構造
		飽和脂肪酸	
2	酢酸	acetic acid	CH_3COOH
3	プロピオン酸	propionic acid	CH_3CH_2COOH
4	酪酸	butyric acid	$CH_3(CH_2)_2COOH$
6	カプロン酸	hexanoic acid	$CH_3(CH_2)_4COOH$
8	カプリル酸	octanoic acid	$CH_3(CH_2)_6COOH$
10	カプリン酸	decanoic acid	$CH_3(CH_2)_8COOH$
12	ラウリン酸	lauric acid	$CH_3(CH_2)_{10}COOH$
14	ミリスチン酸	myristic acid	$CH_3(CH_2)_{12}COOH$
16	パルミチン酸	palmitic acid	$CH_3(CH_2)_{14}COOH$
18	ステアリン酸	stearic acid	$CH_3(CH_2)_{16}COOH$
20	アラキン酸	arachidic acid	$CH_3(CH_2)_{18}COOH$
22	ベヘン酸	behenic acid	$CH_3(CH_2)_{20}COOH$
24	リグノセリン酸	lignoceric acid	$CH_3(CH_2)_{22}COOH$
		不飽和脂肪酸	
18	オレイン酸	oleic acid	$CH_3(CH_2)_7CH=CH(CH_2)_7COOH$
18	リノール酸	linolenic acid	$CH_3(CH_2)_4CH=CH\ CH_2CH=CH(CH_2)_7COOH$
18	リノレン酸	linoleic acid	$CH_3\ CH_2CH=CH\ CH_2CH=CH\ CH_2CH=CH(CH_2)_7COOH$
20	アラキドン酸	arachidonic acid	(構造式) COOH
20	EPA	eicosa pentanoic acid,	22:6, n-3
22	DHA	docosa hexanoic acid,	20:5, n-3

リノール酸,リノレン酸,アラキドン酸は体内で合成できないので必須不飽和脂肪酸といわれたが,今日ではアラキドン酸は僅かではあるが合成可能であることがわかってきた.さらにリノレン酸は発がん性が疑われ,必須かどうかは疑問である.

1) 脂肪酸の書き表わし方と形

不飽和脂肪酸の書き表わし方には種々の方式があって,脂質の専門家の間でも議論が多い.ここではわかりやすい次の方式を採用した.たとえば,この頃栄養学でよく問題にされるDHA,EPAという2種の多価不飽和脂肪酸の書き方は次の通りである.

①DHA(docosahexanoic acid)22: 6, n-3

②EPA（eicosapentanoic acid）20：5，n-3

始めの20，22は炭素原子の数，次の6，5は二重結合の数，nの後の数字3は脂肪酸のメチル基から数えて何番目の炭素原子に最初の不飽和結合があるかを示している．

オレイン酸のような一価不飽和脂肪酸は不飽和結合のある場所で折れ曲がっておりシス型（cis），トランス型（trans）の2型がある．天然のオレイン酸はcis型で松葉のような形であるが，マーガリンのように水素添加の過程が加わると，trans型の脂肪酸ができる．このtrans型の脂肪酸が食品に多く含まれていると，血液中のHDLが低下し，逆にLDLが増加，さらに血圧も上昇するので健康によくないといわれている．

ここに掲げた脂肪酸は炭素原子が3個のプロピオン酸を除くと，炭素原子の数はみな偶数個である．これは脂肪酸の合成にも分解にもアセチルCoA（Acetyl CoA）が関与するため，炭素原子の数は偶数になるからである．

脂肪酸のうち，炭素原子の数が10〜12以上の脂肪酸は胸管リンパ内で脂肪酸エステルの形で存在し，それより短い脂肪酸はエステル化されずに，遊離の脂肪酸として静脈血に移行する．吸収された脂肪酸は最終的には肝臓に赴くが，脂肪酸の長さによってリンパを経由するか，または血液を経由するかが異なっているのである．

3．脂肪酸の代謝

1）脂肪酸の分解系

脂肪酸は炭素数2個のアセチル基が1つの単位として，長い偶数個の炭素化合物が炭素2個ずつ順次分解していく，いわゆるβ酸化が行なわれて分解する．この事はまだアイソトープが生化学の実験

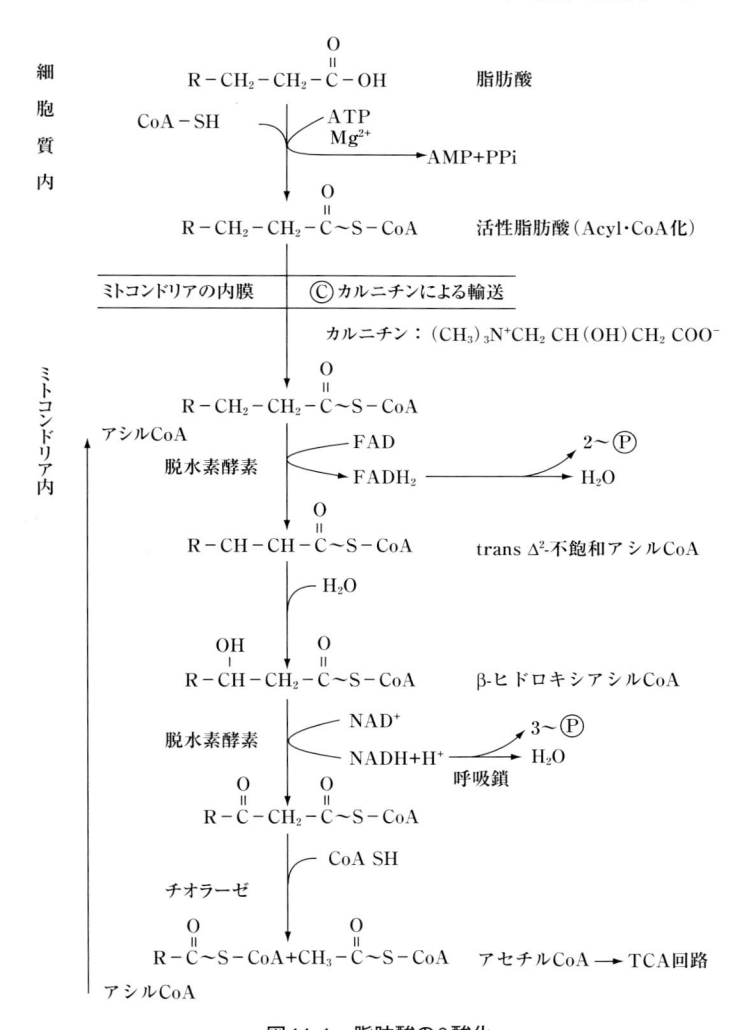

図11-1 脂肪酸のβ酸化

細胞質内:

$$R-CH_2-CH_2-C(=O)-OH \quad \text{脂肪酸}$$

CoA-SH, ATP, Mg²⁺ → AMP+PPi

$$R-CH_2-CH_2-C(=O)-S-CoA \quad \text{活性脂肪酸（Acyl・CoA化）}$$

ミトコンドリアの内膜　Ⓒ カルニチンによる輸送

カルニチン：$(CH_3)_3N^+CH_2\,CH(OH)\,CH_2\,COO^-$

ミトコンドリア内:

$$R-CH_2-CH_2-C(=O)-S-CoA \quad \text{アシルCoA}$$

脱水素酵素　FAD → FADH₂ → 2〜Ⓟ, H₂O

$$R-CH=CH-C(=O)-S-CoA \quad \text{trans }\Delta^2\text{-不飽和アシルCoA}$$

H₂O

$$R-CH(OH)-CH_2-C(=O)-S-CoA \quad \beta\text{-ヒドロキシアシルCoA}$$

脱水素酵素　NAD⁺ → NADH+H⁺　呼吸鎖 → 3〜Ⓟ, H₂O

$$R-C(=O)-CH_2-C(=O)-S-CoA$$

チオラーゼ　CoA SH

$$R-C(=O)\sim S-CoA + CH_3-C(=O)\sim S-CoA \quad \text{アセチルCoA} \rightarrow \text{TCA回路}$$

アシルCoA

図11-1　脂肪酸のβ酸化

に用いられていない1904年，クヌープ（F.Knoop）がベンゼン核を結合させた脂肪酸を用いて見事に証明している．

図11-1にはβ酸化の経路を示した．最初の段階の脂肪酸の活性

化だけは細胞質内で行なわれるが，この反応で生じた長鎖のアシルCoA化された脂肪酸はそのままではミトコンドリアの内膜を通過しないので，カルニチンの介助を必要とする．（短鎖の脂肪酸はミトコンドリア内で活性化が行なわれる）

β酸化の過程では脱水素酵素がはたらく場所で高エネルギーリン酸結合（～Ⓟ）が5個生成されている．パルミチン酸が酸化される場合ならβ酸化は7回転するのでアセチルCoAは7個生じ，～Ⓟは5×7＝35個の～Ⓟが生じる．さらにパルミチン酸の分解で8分子のアセチルCoAがミトコンドリア内で生じ，これがTCA回路に入って1分子につき12個の～Ⓟを生じるので，8×12＝96個の～Ⓟが生まれてくる．しかし，脂肪酸の活性化の段階で2個のATPが消費されているので～Ⓟは35＋96－2＝129（4747kJ）になる．（kcalで表わすと約1038kcal/mol，約4kcal/gになり，効率は約50％になる）

脂肪酸の酸化経路には他にα酸化やω酸化があるが，これらはあまり重要でないのでここでは述べない．

2）脂肪酸の生合成経路

脂肪酸のβ酸化は20世紀のごく初めから知られていたが，生合成経路はそれから半世紀も後になってリュネン（Lynen）が発見したものである．

図11-2には長鎖飽和脂肪酸のミトコンドリア外での生合成の経路を示した．この図は炭素数が16の長鎖脂肪酸の場合であり，不飽和脂肪酸やその他の場合では別の酵素がはたらく．図のA，Bで表わしたfatty acid synthaseは単一の酵素ではなく，分子量の大きい多酵素複合体であるが，連結してA，B2つの酵素結合体として表わされていることが多い．ミトコンドリア内でもβ酸化の逆反応による中鎖脂肪酸の鎖の延長が行なわれるが，主な経路とは言い

第一段階　マロニルCoAの合成

$$CH_3-Co\sim S-CoA \xrightarrow[\text{ATP}+CO_2 \quad \text{ADP}+Pi]{\text{アセチルCoAカルボキシラーゼ}} HOOC-CH_2-Co\sim S-CoA$$

アセチルCoA　　　　　　　　　　　　　　　　　　　　　マロニルCoA

第二段階　　パルミテートの合成

Ⓐ～SH
┊
Ⓑ～SH

酵素複合体

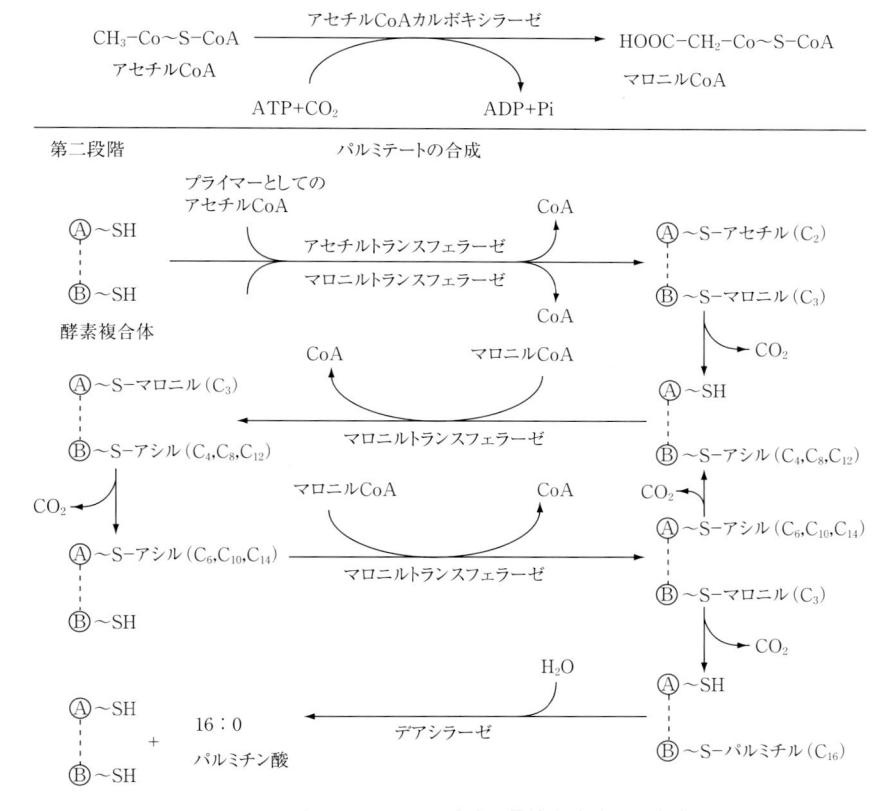

プライマーとしてのアセチルCoA → アセチルトランスフェラーゼ / マロニルトランスフェラーゼ → CoA

Ⓐ～S-アセチル(C_2)
┊
Ⓑ～S-マロニル(C_3)
↓ CO_2
Ⓐ～SH
┊
Ⓑ～S-アシル(C_4, C_8, C_{12})

Ⓐ～S-マロニル(C_3)
┊
Ⓑ～S-アシル(C_4, C_8, C_{12})
↓ CO_2
Ⓐ～S-アシル(C_6, C_{10}, C_{14})
┊
Ⓑ～SH

マロニルCoA → マロニルトランスフェラーゼ → CoA

Ⓐ～S-アシル(C_6, C_{10}, C_{14})
┊
Ⓑ～S-マロニル(C_3)
↓ CO_2
Ⓐ～SH
┊
Ⓑ～S-パルミチル(C_{16})

Ⓐ～SH
┊   ＋　16：0　パルミチン酸　← デアシラーゼ（H_2O）
Ⓑ～SH

図11-2　ミトコンドリア系外の長鎖脂肪酸の生合成

難い．

　このほか脂肪酸の伸長を司る酵素はミクロソーム分画にあり，これは図11-3に示した．補助因子としては，NADPH，ATP，Mn^{2+}，HCO_3，biotinを必要とする．このほかにミクロソームには不飽和脂肪酸の合成系もある．それは飽和脂肪酸が一度水酸化された後脱水されて水素が離れ不飽和脂肪酸が生じてくるのである．

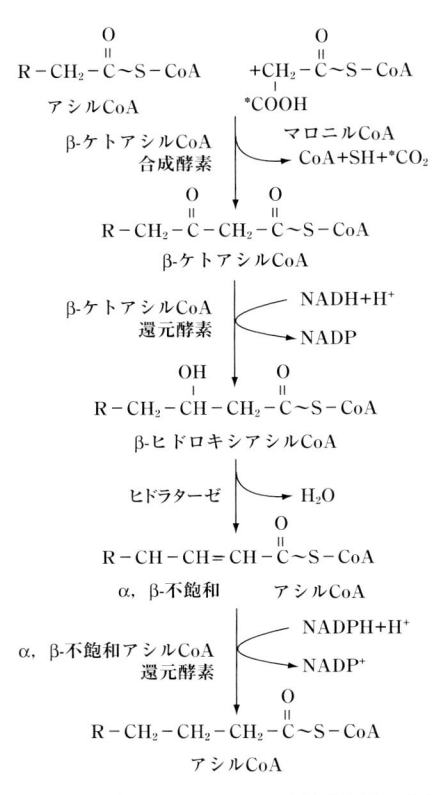

$$R-CH_2-\overset{O}{\overset{\|}{C}}\sim S-CoA \quad \underset{*COOH}{+CH_2-\overset{O}{\overset{\|}{C}}\sim S-CoA}$$
アシルCoA　　　　　マロニルCoA

β-ケトアシルCoA　　　↘
合成酵素　　　　　　　　CoA+SH+*CO_2
　　　　　　　　↓

$$R-CH_2-\overset{O}{\overset{\|}{C}}-CH_2-\overset{O}{\overset{\|}{C}}\sim S-CoA$$
β-ケトアシルCoA

β-ケトアシルCoA　　　↘NADH+H$^+$
還元酵素　　　　　　　↘NADP
　　　　　　　↓

$$R-CH_2-\overset{OH}{\overset{|}{CH}}-CH_2-\overset{O}{\overset{\|}{C}}\sim S-CoA$$
β-ヒドロキシアシルCoA

ヒドラターゼ　　　→ H_2O
　　　　　　　↓

$$R-CH-CH=CH-\overset{O}{\overset{\|}{C}}\sim S-CoA$$
α, β-不飽和　アシルCoA

α, β-不飽和アシルCoA　　↘NADPH+H$^+$
還元酵素　　　　　　　　→ NADP$^+$
　　　　　　　↓

$$R-CH_2-CH_2-CH_2-\overset{O}{\overset{\|}{C}}\sim S-CoA$$
アシルCoA

図11-3　ミクロソームでの長鎖脂肪酸の伸長

　1952年に著者は初めてリュネン（Feodor Lynen, 1911—1979）に会った．彼はペンシルバニア大学に講演にきて，アセチルCoAのことを熱っぽく話したのが印象に残っている．その後，ビオチンやマロニルCoAの発見があり，1964年に彼は脂肪酸の生合成についての業績でノーベル賞を受賞している．

4. 脂質の種類

1）グリセロール（Glycerol）

グリセリンともいう．3価のアルコールで，図11-4に構造を示した．

2）ケトン体

アセトアセテート（acetoacetate）とβヒドロオキシブチレート（β-hydroxybutyrate）を総称してケトン体という．ケトン体は遊離脂肪酸から肝臓でつくられている．図11-5にケトン体の生成過程を示した．

ケトン体が臨床の医師から注目されている理由は，ケトン体が排出される時にNa^+とともに尿に排出されるので，大量のNa^+の喪失があり，それがアシドーシスの原因となるからである．それではどんな場合にケトン体が合成されるかというと，24時間以上の絶食やインスリン欠乏でグルコースが細胞内に入らない糖尿病の場合である．また，病人が重体に陥ると呼気に甘酸っぱい臭気が漂うが，これもケトン体が原因という．

ケトン体の形成は，肝臓での脂肪酸の酸化速度が早すぎる場合におこる．ケトン体は肝臓外に運び出されると燃料として使われる．

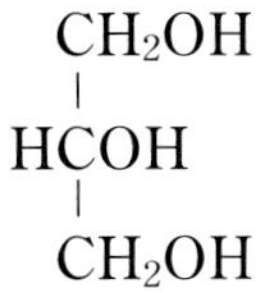

$$\begin{array}{c} CH_2OH \\ | \\ HCOH \\ | \\ CH_2OH \end{array}$$

図11-4　グリセロール

```
         アセチルCoA
アセチルCoA ↘        アセチルCoA-アセチル
         ↓        トランスフェラーゼ
    CoA ↙
      アセトアセチルCoA
アセチルCoA ↘        HMG-CoA
         ↓        シンターゼ
    CoA ↙
HOOC-CH₂-C(OH)-CH₂CO-CoA
      |
      CH₃      (HMG-CoA)
アセチルCoA ↙        HMG-CoA
                  リアーゼ
      アセトアセテート
ケ ┌  NADH+H⁺ ↘    β-ヒドロオキシブチレート
ト │          ↓    脱水素酵素
ン │    NAD⁺ ↙
体 └   β-ヒドロオキシブチレート

HMG CoA-3-hydroxy-3-methylglutaryl-CoA
```

図11-5　肝でのケトン体の生成

ケトン血症がおこるのは肝臓外でのケトン体の利用が少ないためではなく，肝臓でのケトン体の生成が多いためである．

3）トリアシルグリセロール

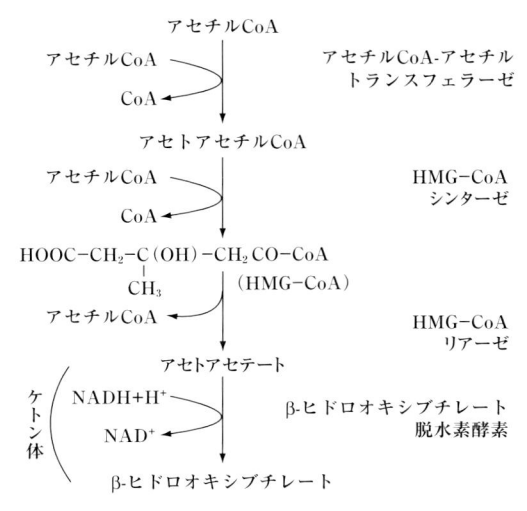

グリセロール分子に上から順次アシルCoAが結合してトリアシルグリセロールが合成される．キロミクロンによって肝臓に運ばれてきた消化吸収された食物の脂肪は，肝臓からVLDL（very low density lipoprotein）によって末梢に運ばれ，末梢血管壁にあるリポタンパクリパーゼ（lipoprotein lipase）によってタンパク質と離れる．

4）リン脂質（phospholipid）

グリセロールの1，2位に飽和脂肪酸と不飽和脂肪酸とが結合，3の位にリン酸が結合している．その次に結合する化合物によって

表 11-2 主なリン脂質と生理活性

名　称	生理活性
Phosphatidylcholine (Lecithin)	細胞膜の構造物質 全リン脂質の約半分を占める 表面張力により肺胞の癒着を防ぐ 活性メチル基の貯蔵
Phosphatidyl ethanolamine (Cephalin)	ミクロソームとミトコンドリア間で移動・交換する
Phosphatidyl inositol	脳組織に多い 二次メッセンジャーの材料
Phosphatidyl serine	血液の凝固，血小板の凝集を阻害する
Plasmalogen	脳や筋肉のリン脂質の約10％位を占め脂肪酸の結合様式が異なるものがある
Sphingomyelin	脳神経に多い

脂肪酸の種類は異なる．主なリン脂質を表11-2に示した．

5）グリコスフィンゴリピド（glycosphingolipids）

スフィンゴミエリンに似ているがグリセロールの代わりにセラミドを含み，リン酸はない．主な化合物としてはセレブロシド，セレブロチド・スルファチド，セラミド・オリゴサカリド，ガングリオシドなどがある．

6）リポプロテイン

前述のキロミクロンなどのタンパク質である．

12章　ステロイドとプロスタグランジン

　　ステロイドとプロスタグランジンは前章の脂質に入れるべき極性化合物であるが，グリセロールを含まず，機能も特異的なので，別にここで述べてみる．ステロイドという名前は最初，胆石から発見され，胆汁から得られた固形のアルコールという意味である．コレステロールは一般の人は血液中に増えると血管の病気をおこす厄介者と思っているが，細胞膜の成分の1/4を占めている．それ以外に胆汁やホルモンの材料として重要な役目もあるため，食事から供給されるほか，ヒトの体内でも合成されている．

　　プロスタグランジンははじめ前立腺から得られたので，その名が付けられたが，炎症やアレルギーとの関係も密接で重要な生理活性のある物質である．

1．ステロイド

1）ステロイドの生成経路

　　ステロイドの生合成過程を図12-1に示した．ステロイドはケトン体の生成経路をたどり，HMGCoAができ，次にメバロン酸（mevalonic acid, MVA）がつくられる．次の重要な中間産物は鎖状のスクアレンで，これが閉環するとステロイド核ができる．この核の正式名はシクロペンタノペルヒドロフエナントレン核といい，A, B, C, Dの4個の環がある．

　　ビタミンD_3はコレステロール生成の終末段階で皮膚に紫外線が

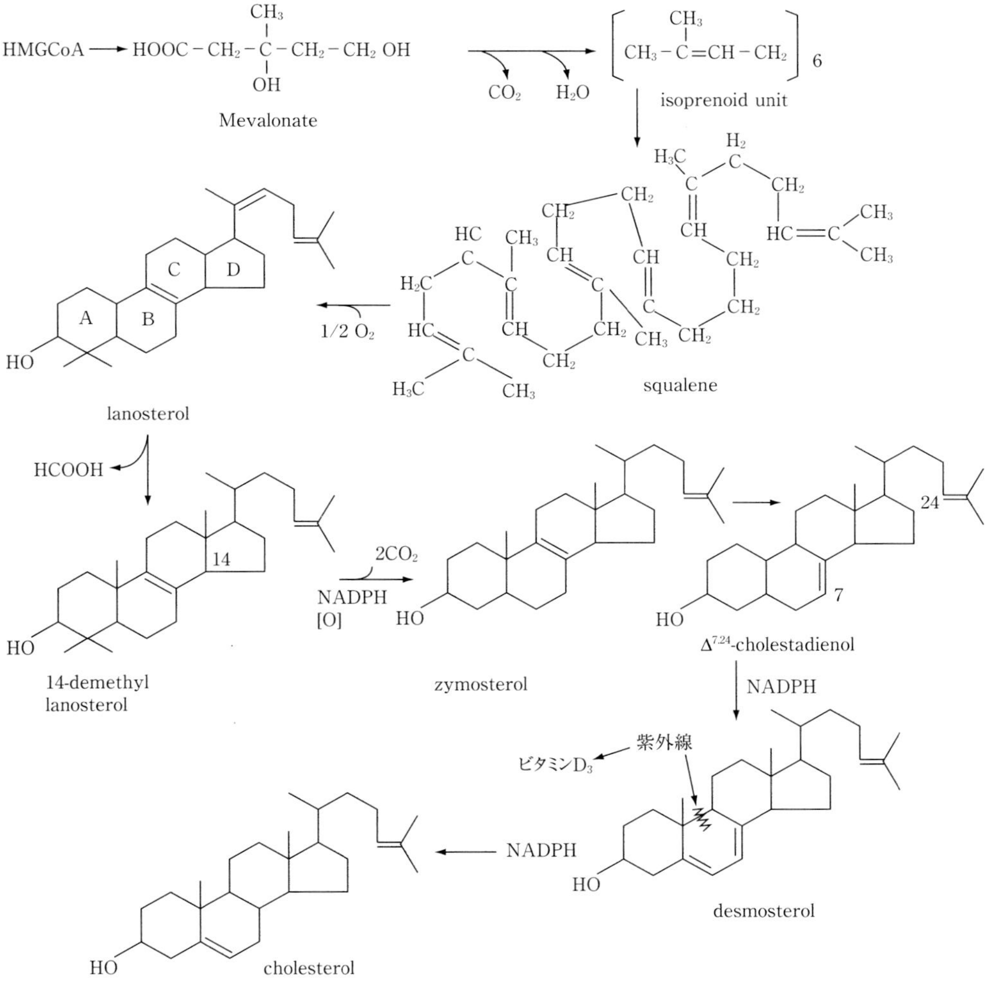

図12-1　ステロイドの生合成

当たることによってB環が開裂してできる．紫外線をカットする目的のクリームを必要以上に塗ることはビタミンDの不足によってカルシウムの吸収を妨げる恐れがある．

2) ステロイドの機能

ステロイドは，コレステロール，胆汁酸などの構成成分であり，また，副腎皮質ホルモンなどのステロイドホルモンの構成成分でもある．植物成分としては，ステロイド配糖体があり，強心薬として用いられている．

3) 胆汁酸

胆汁酸は肝臓でcytochromeP450，O_2，NADPHの存在下にコレステロールからつくられる．動物の種類によっては特異な胆汁酸もつくられている．たとえば，クマには特異的な胆汁酸があるため，クマの胆嚢は熊の胆（い）として珍重されている．ヒトの胆汁酸はグリシンやタウリンと抱合した胆汁酸塩が多い．胆汁酸塩はレシチンなどのリン脂質とともにミセルをつくり，表面活性剤としてはたらく．胆汁酸塩の95％は腸管で再吸収されるが，1日約500mgほどは再吸収されずに排出される．これはコレステロール排出の重要な経路になっている．胆汁酸塩の分泌が不足すると，コレステロールが沈着し胆石ができやすくなる．血液中のコレステロールは水溶性を保つためにリポプロテインに包まれている．しかしLDLに含まれているコレステロールは動脈硬化をおこす危険があり，HDLに含まれているコレステロールは安全だといわれている．HDLとLDLの比は4.5以下が望ましい．

2. プロスタグランジン

1) プロスタグランジンの由来

細胞膜にあるリン脂質の2位の不飽和脂肪酸にはアラキドン酸を

不飽和脂肪酸	生成物
第1群の滝　8, 11, 14Eicosa trienoate 20：3(8, 11, 14)	PGE$_1$ PGF$_1$ TXA LTA$_3$
第2群の滝　5, 8, 11, 14 Eicosatetraenoate 20：4(5, 8, 11, 14) （Arachidonic acid）	PGE$_2$ PGF$_2$ PGI$_2$ TXA$_2$ LTA$_4$
第3群の滝　3, 8, 11, 14, 17 Eicosapentaenoate 20：5(5, 8, 11, 14, 17)	PGE$_3$ PGF$_3$ PGI$_3$ TXA$_3$ LTA$_5$

PG：prostaglandin　PGI：prostacyclin　TX：thromboxane　cyclooxygenaseにより生成　LT：leukotriene　lipoxygenaseにより生成

図12-2　アラキドン酸カスケードの3群の滝と生成物

はじめとしてエイコサノイド（eicosanoid, 20：3及び20：5）などの不飽和脂肪酸が含まれている．細胞膜が傷つくとこれらの不飽和脂肪酸はホスホリパーゼA$_2$が間髪を入れず活性化し遊離してくる．そしてシクロオキシゲナーゼ（cyclooxygenase）かリポキシゲナーゼ（lipoxygenase）がはたらいてプロスタグランジン類を生成する．この反応は大変早く，アラキドン酸カスケードと呼ばれる．（カスケードは華厳の滝のような滝ではなく，白糸の滝のような幾筋かに分かれる滝をいう）

2）プロスタグランジン類の生成系

図12-3，12-4にアラキドン酸カスケードによるプロスタグランジン類の生成系を示した．細胞膜のリン脂質から遊離してくる多価不飽和脂肪酸は3種類あり，プロスタグランジン，プロスタサイク

プロスタグランジン　　　　　　　　　　　　　　　　PGE₂

トロンボキサン　　　　　　　　　　　　　　　　　　TXA₂

ロイコトリエン　　　　　　　　　　　　　　　　　　Leukotriene A₄

図12-3　典型的なエイコサノイド（eicosanoids）の構造

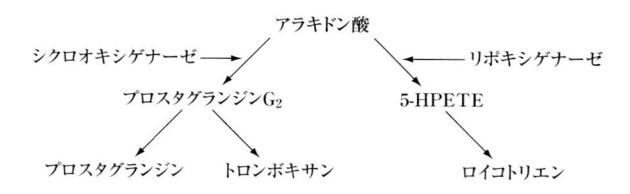

```
                アラキドン酸
シクロオキシゲナーゼ──→      ←──リポキシゲナーゼ
            プロスタグランジンG₂      5-HPETE
           ↓           ↓               ↓
      プロスタグランジン  トロンボキサン    ロイコトリエン
```

HPETE：hydroperoxy eicosatetraenoic acid

図12-4　アラキドン酸カスケードによって生じる主な生理活性のある物質

リン，トロンボキサン，リューコトリエンなどの異なった生成物をつくっている．アラキドン酸カスケードには3群の滝があり（図12-2），どの滝の流量が増すかは，ヒトの体の生理状態によって異

12章 ステロイドとプロスタグランジン

なる．たとえば，第2群の滝は炎症のある時に流量が増える．

3) 非ステロイド抗炎症薬の作用

シクロオキシゲナーゼは炎症のもととなるPGE_2を生成する．アスピリン，インドメタシンはシクロオキシゲナーゼを阻害するので抗炎作用がある．特にイヴプロフェンは炎症に特有のPGE_2の生成のみを特異的に抑制し，生理的に必要なPGE_2の生産は阻害しないので，副作用が比較的少ない特徴がある．

プロスタグランジン発見の歴史

1934年にスウェーデンのフォン・オイラー（U.S. von Euler, 1905〜1983）によって，ヒトの精液中からプロスタグランジンという酸性の脂質で子宮を収縮させる物質が発見された．この発見は25年ほど経ってから，カロリンスカ研究所のベリストレーム（S. Bergström），サミュエルソン（B.I. Samuelsson），に受け継がれ発展した．

第3部　臨床の生化学

13章　ホルモンの生化学
14章　消化器の生化学
15章　血液の生化学
16章　腎臓と尿の生化学
17章　ヒトに必要な栄養素の生化学
18章　生化学と関係の深い疾病

13章　ホルモンの生化学

1．内分泌と外分泌

　　ペプシン，アミラーゼなどの消化酵素は胃や膵臓などから分泌されるとすぐに消化管内に入り，血管には入らない．これを外分泌という．ホルモンは，作用物質が産生臓器から分泌された後，いったん血液に入り，そのホルモンに対する受容体のある臓器まで運ばれて，そこで特異性のある受容体に結合する．これを内分泌ホルモンというのである．

　　細胞から分泌されても，再びその細胞に入る形式（autocrine），あるいは隣接する細胞に入るが血液には入らない形式（paracrine）に対して，ホルモンのような血液に入るものを内分泌（endocrine）という（図13-1）．

　　ホルモンの特質は産生器官から遠く離れている臓器まで血液で運ばれ，特異性のある受容体をもつ組織にしか結合しない点である．

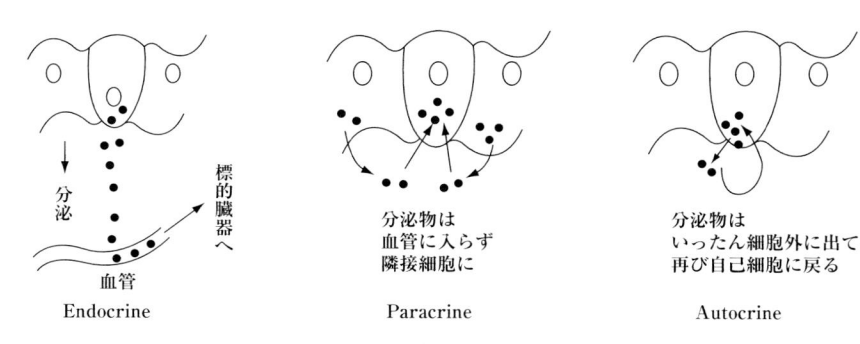

図13-1　分泌の形式
三浦義彰・伊藤京子：バイオモジュレーション　丸善　1986年　p124より改変

各種ホルモンの一覧表を表13-1に示した．

2. ホルモンのはたらき

1) 細胞核にはたらいて遺伝子を介して特異タンパク質をつくるホルモン

　　　　性ホルモンや副腎皮質ホルモンのステロイドホルモンと甲状腺ホルモンは，ある特定の遺伝子に作用して，これを介して効果を示す．どのステロイドホルモンもその受容体は細胞質の中にあり，受容体と結合した後に核の中に入り込んで染色体と結合する．ステロイドホルモンのはたらきが遺伝子を介している証拠として，転写や翻訳の過程で阻害剤を与えると，ステロイドホルモンのはたらきが見られなくなることがあげられる．
　　　　甲状腺ホルモンのチロキシン（thyroxine）はステロイド核をもたないが，やはり無極性の分子である．チロキシンは1分子中に4個のヨード原子を含むT4という物質であるが，細胞内で1個のヨード原子を失ってT3となり，核の中に入り込む．そして，核内で受容体と結合し，染色体に作用する．

2) リボソームでタンパク質の合成を促進するホルモン

　　　　下垂体前葉から分泌される副腎皮質刺激ホルモン（ACTH）などのペプチドホルモンがこのようなはたらきを示す．ACTHは，転写の過程のみを阻害する作用をもつアクチノマイシンDを加えても何の変化もみられないが，ピューロマイシンのようなリボソームでタンパク質の合成を阻害するような抗生物質を加えるとホルモン作用がまったくみられなくなる．
　　　　ペプチドホルモンが受容体と結合するのは細胞内に入る前の細胞膜においてである．

表 13-1 各種ホルモン生成臓器と構造，機能

分泌臓器とホルモン名	化学構造	機能
上生体(松果体)，Epiphysis	低分子のセロトニンとメラトニン	生体時計(概日リズム)
下垂体前葉		
成長ホルモン(ソマトトロピン)	ポリペプチド	肝臓でソマトメディン生成，成長促進
プロラクチン	タンパク質	乳腺の発育
FSH/LH 放出ホルモン	ペプチド	c-AMP 生成→ゴナドトロピン放出
ACTH(副腎皮質刺激ホルモン)	ポリペプチド	副腎皮質でコルチコイドの生成分泌
TSH(甲状腺刺激ホルモン)	糖タンパク質	甲状腺で c-AMP 上昇→サイロキシン
エンドルフィン／エンケファリン	ペプチド	鎮痛作用
下垂体中葉，	ペプチド	ヒトでは重要ではない
メラニン沈着ホルモン		
下垂体後葉		
ADH(抗利尿ホルモン)	ペプチド	c-AMP を介し尿量減少，血圧上昇
オキシトシン	8個のアミノ酸のペプチド	子宮の収縮
甲状腺		
チログロブリンが分泌後	ヨードを含む低分子化合物	染色体の受容体に結合
チロキシン T_4 になる		体温・脈拍・血圧↑
副甲状腺(上皮小体)		
上皮小体ホルモン(PTH)	ポリペプチド	カルシウム代謝調節
膵臓		
インスリン	タンパク質	c-AMP を介して血糖低下
グルカゴン	ポリペプチド	c-AMP を介して血糖上昇
副腎髄質		
エピネフリン(アドレナリン)	低分子物質	c-AMP を介して心拍動，心房収縮↑
ノルエピネフリン	低分子物質	c-AMP を介さないで血管収縮
副腎皮質		
グルココルチコイド	ステロイド	栄養素の代謝促進，抗炎症，抗ストレス
ミネラルコルチコイド	ステロイド	アルドステロンは食塩の再吸収を増す
性ホルモン(♂，♀ともに)	ステロイド	二次性徴の発現など
睾丸		
テストステロン	ステロイド	男性器の発達，タンパク質同化作用
卵巣		
卵胞ホルモン(エストロゲン)	ステロイド	子宮内膜上皮の増殖
黄体ホルモン(プロゲステロン)	ステロイド	子宮内膜に胎児着床の準備
胃		
ガストリン	ペプチド	胃酸，ペプシン分泌
小腸		
セクレチン	ポリペプチド	膵臓から炭酸イオン分泌
コレチストキニン　CCK	ポリペプチド	胆嚢収縮，膵臓酵素分泌促進
パンクレオザイミン PZ	ポリペプチド	胆嚢収縮，膵臓酵素分泌促進

3）c-AMPを仲介に使うホルモン

　　同じペプチドホルモンでも，上皮小体ホルモン，グルカゴン，FSH/LH放出ホルモン，TSH，ADHなどは，細胞膜で受容体に結合した後，c-AMPを二次メッセンジャーとして使うことが知られている．

4）細胞膜の受容体を介して作用するホルモン

　　インスリンはそれ自身が直接生化学的な変化をおこすホルモンではなく，標的臓器の細胞膜に作用してインスリン受容体に結合する．そして受容体が二次的にさまざまな信号を出している．

　　インスリンは，図13-2に示すように，A鎖（23個のアミノ酸）とB鎖（30個のアミノ酸）とがS-S結合でつながっているポリペプチドホルモンである．受容体は2本の足でしっかりと細胞膜につきささっている．受容体はα鎖（135kDa）とβ鎖（95kDa）の2

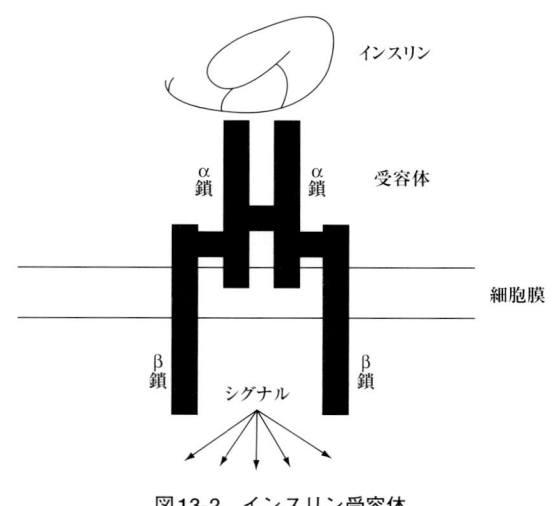

図13-2　インスリン受容体

個のサブユニットから成る二量体である．インスリンが受容体に結合すると，さまざまな細胞外の信号が細胞膜を通して細胞内に伝えられる．この時点ではもうインスリンの形ではなく，その受容体固有の信号となっている．それらの信号の中でも細胞核に伝達されるものは，核内でのDNAの合成，m-RNAの合成をおこしている．また，細胞質に留まるものは，グルコースの細胞内への取り込み，タンパク質の合成，酵素作用への多様な影響，プロテイン・キナーゼ類のカスケードなどを相次いでおこす．

　グルコースの細胞内への取り込みは血糖値の低下をおこすインスリンの最も重要な作用である．核内に取り込まれたインスリンが発信する信号は遺伝子にも作用し，たとえば，グルカゴンの項でも述べたが，PFPCKの合成を抑制することによって糖の新生が制御されている．また，インスリン受容体にはチロジン・キナーゼが内蔵されているが，この酵素が活性化されると細胞の分裂機構に関係するプロテイン・キナーゼも次々と活性化されて，終局的には細胞の増殖にもおよぶ．

3. 副腎のステロイド・ホルモンのはたらき

　性ホルモンの生理化学についてはすでに3章に述べたので，ここでは副腎のホルモンについてのみ述べる．グルココルチコイドはピルビン酸カルボキシラーゼなどの酵素を誘導して筋肉タンパク質をアミノ酸に分解し，さらに肝臓でグルコースに変化させる．コルチゾールや合成品のプレドニソロンには抗炎症作用がある．しかし感染症を併発しやすいので，軟膏には抗生物質を加えているものがある．ミネラル・コルチコイドはNa^+を水とともに体内に蓄積するはたらきがあるので，高濃度になると高血圧を引きおこしてしまう．

　また，これらのホルモンの分泌を促す上位のホルモンが存在して

いる．下垂体のゴナドトロピン放出ホルモン（Gonadtropin-releasing-hormone, GnRH）がそれである．このホルモンは男女の差がなく，両性に有効である．卵胞刺激ホルモン（Follicle Stimulating Hormone, FSH）はGnRHの別名であって，精子生成を促進する効果があり，黄体ホルモン放出ホルモン（Lutenizing Hormone Releasing Hormone）もまたGnRHの別名でテストステロンの生産を増す．もちろんFSHはエストロゲンの生産を増す作用はある．テストで「次の文章は正しいか？」という問題では「FSHは精子生成を増す」の正解はFSHという言葉に迷わず○が正しい．

　副腎のホルモンの分泌は下垂体よりもさらに上位の視床下部に源がある．ここから分泌されるコルチコトロピン放出ホルモン（Corticotropin Releasing Hormone, CRH）は下垂体を刺激して副腎刺激ホルモン（Adrenocorticotropic Hormone, ACTH）を分泌させ，これは副腎皮質からコルチゾールの放出を増す．同じ副腎皮質から分泌されるアルドステロンの分泌はRenin-Angiotensin-systemの規制を受ける．この系は全身にわたって散在している．レニンは腎臓でつくられる酵素で，この酵素が肝臓でつくられるペプチドのアンギオテンシノーゲンを分解してアンギオテンシンIに変える．次に肺にある変換酵素がはたらいてアンギオテンシンIIができる．これがアルドステロンを分泌させる．

　図13-3はアルドステロンがレニン-アンギオテンシン系によって刺激を受けて作用する有様を描いたものである．

4. ペプチド・ホルモンとCyclic AMP

　これまで述べてきたペプチドホルモンは下位のホルモンの合成を促すメッセンジャーの役目をしている．次に述べる上皮小体ホルモン（parathyroid hormone, PTH）と膵臓のA細胞から分泌される

```
          視 床 下 部
               │
               ↓
           下 垂 体
```

副腎皮質刺激ホルモン　　　　　　　コルチゾール
　　(ACTH)

アンギオテンシンⅡ →
アンギオテンシンⅠ
　　　　　　　　　副　腎
　　　　レニン ←　　　　　→ アルドステロン

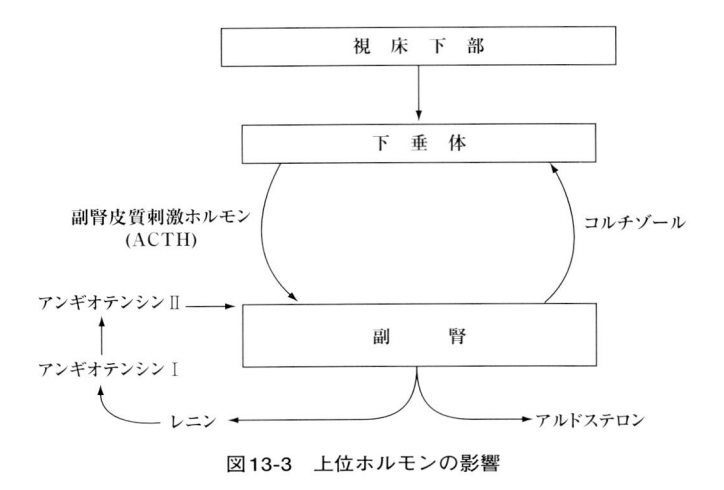

図13-3　上位ホルモンの影響

　グルカゴン（glucagon）とはメッセンジャーではなく，cyclic AMP（c-AMP）の生成酵素であるアデニルシクラーゼ（adenyl cyclase）の活性を増すことによってホルモン作用を表わす種類のものである．
　PTHは84個のアミノ酸からなる1本鎖のペプチドで，骨や腎臓の細胞の膜にある受容体タンパク質（分子量約7万）に結合する．ここでカスケード反応がおこり，アデニルシクラーゼの活性化，c-AMPの生成，細胞内Ca^{2+}の上昇に繋がる．
　グルカゴン（glucagon）は29個のアミノ酸からなるポリペプチドで，肝臓の細胞膜にある受容体に結合，アデニルシクラーゼを活性化する．生じたc-AMPはグリコーゲン合成酵素の阻害と同時に，グリコーゲンの分解も増す．またアミノ酸からグルコースをつくるホスホエノールピルビン酸カルボキシラーゼ（phosphoenolpyruvic acid carboxylase，PEPCK）を活性化し血糖値を上昇させる．
　ペプチドホルモンではないが，副腎髄質ホルモンのエピネフリンもまたアデニールシクラーゼを活性化する．しかし，筋肉の酵素は

強く活性化するのに，肝臓の酵素に対してはグルカゴン程ではない．

5．その他のホルモン

　ホルモンの生理化学は近年非常に発展している．そのため同じ生化学の教科書でも1980年代の版にはホルモンは3章に渡って叙述されていた．1990年代半ばになると実に8章にまたがり，生化学の教科書ではなく，内分泌学の教科書のようである．これまで述べてきたホルモンの作用機序は生化学的には重要であるが，次に述べる項目は生理学との境界線にあって講義時間の関係で生化学では講義していないことが多い．

1）消化管ホルモン

　胃および十二指腸粘膜で分泌される主なポリペプチドホルモンはガストリン（gastrin），セクレチン（secretin），コレチストキニン-パンクレオザイミン（cholecystokinin-pancreozymin, CCK），および血管腸管ポリペプチド（vasoactive intestinal polypeptide, VIP）である．

　ガストリンは胃酸分泌作用が強く，セクレチンなどの分泌も促進する．セクレチンは膵臓から水と炭酸塩の分泌促進作用がある．CCKは膵臓から酵素の分泌と胆嚢の収縮を促す．VIPは28個のアミノ酸の結合したペプチドで，平滑筋を弛緩させ，小腸の分泌を促進する．

2）下垂体中葉と後葉のホルモン

　中葉からはmelanocyte-stimulating hormone（MSH）が分泌されてメラニン合成を増す．正常の人ではcortisone，エピネフリン（epinephrine）などがこのホルモンを抑制するのでメラニン量は多

くならないが，Addison病ではコルチコステロン量が減少するため皮膚にメラニンが沈着する．副腎後葉からはバソプレッシン（vasopressin）とオキシトシン（oxytocin）が分泌されている．前者は血管収縮と抗利尿ホルモンの作用がある．したがって，このホルモンが不足すると尿崩症が起こり，1日30Lに及ぶ尿が排出される．オキシトシンは子宮を収縮させるので産科で用いることもある．

3）松果体ホルモン

松果体（pineal body）は最近，上生体（epiphysis cerebri）と名を変えている．網膜に光が当たると，その刺激が視交叉に行き交感神経の刺激として上生体に届く．これによって上生体ホルモンのメラトニン（melatonin，5-methyl-N-acetyltryptamine）量に変化がおきる．メラトニンの分泌量は夜間に多く，昼間には少ない．概日性のリズム（circadian rhythm）はメラトニンによって生じてくるという．

4）胸腺ホルモン

胸腺からはかなり多数のホルモンが分泌されていると思われるが，現在までに化学的に明確にされているものは少ない．たとえば，サイモシン（thymosin α1）は23個のアミノ酸からなるペプチドで，T細胞の活性化作用がみられ，THFγ2（thymus humoral factor γ2）はアミノ酸8個，分子量918のペプチドで，やはり免疫活性化作用がある．サイモポエチン（thymopoietin）は48個のアミノ酸をもつペプチドで，神経と筋肉との接合を阻害する．FTS（facteur thymique sérique）は9個のアミノ酸からなるペプチドでT細胞機能の活性化作用がある．

5）心耳性抗ナトリウム利尿ホルモン

心臓の心耳から得られたナトリウムの尿への排出を制御するペプチドホルモンである．ナトリウムと高血圧との関係の解明に重要である．

6）膵臓の他のホルモン

インスリンとグルカゴンについてはすでに述べたが，ほかにはソマトスタチン（somatostatin）と膵ポリペプチド（pancreatic polypeptide）とがある．前者は膵臓のD細胞で分泌され，アミノ酸が14個環状に結合したペプチドである．中枢神経にも消化管にも存在し，その作用はグルカゴン放出の阻害，ガストリン分泌の低下である．また後者は膵臓のF細胞で分泌される36個のポリペプチドで，その分泌は低血糖で増し，グルコース投与によって減じる．

7）カルシウム代謝に関係するホルモン

カルシウム代謝にはカルシトリオール（calcitriol, $1,25[OH]_2$-D_3），カルシトニン（calcitonin, CT）とが関係している．CalcitriolはビタミンD_3のことで，ビタミンという名がついているが作用機構はステロイドホルモンと同じである．カルシウムとリン酸の腸管での吸収を促進し，Ca^{2+}の濃度勾配に逆らってCa^{2+}を輸送するはたらきがある．このホルモンの受容体は亜鉛指タンパク質（zinc finger protein）である．カルシトニンは副甲状腺から分泌される32個のアミノ酸の結合したポリペプチドで，骨からカルシウムとリン酸の再吸収を抑制する．この作用は妊娠中の母体の骨から過剰のカルシウムが喪失しないようにするのに有効である．

8）甲状腺ホルモン

　　甲状腺にあるコロイドの中にサイログロブリンというヨードタンパク質がある．これがプロテアーゼによって分解されて，先に述べたサイロキシン（T4）とヨードが3個しかないトリヨードサイロニン（T3）が生じる．T3，T4の細胞核の受容体タンパクはがん遺伝子の産物のc-erbAで，このタンパク質と結合した後，遺伝子を活性化し酸素消費を増す．

14章　消化器の生化学

　口腔から直腸までを消化管という．
　生化学的な食物の変化は口腔ではごく僅かである．胃から小腸までが主な消化場所であり，大腸・直腸では，水分の吸収と細菌による発酵だけである．

1. 口腔での消化

　唾液の99％以上は水である．無機物としてはCa^{2+}，K^+，HCO_3^-など，また消化酵素としてはアミラーゼ（amylase, ptyalin）があり，デンプンをマルトースまで分解するはたらきがある．しかし食物の口腔内での滞留時間が短いこと，pH6.8の唾液に包まれた食物塊が胃に入って酸性の環境になるとこの酵素はpH4.0以下では失活してしまうことにより，大部分のデンプンは消化されず，そのまま腸に送られ膵臓のアミラーゼで分解される．

2. 胃での消化

　胃液はpH1.0付近の強酸性の液体で，塩酸，ペプシン，ムチン，レンニン（rennin），リパーゼなどを含む．
　1）塩酸：胃の壁細胞でH_2OとCO_3から炭酸脱水酵素（carbonic anhydrase）によって生じるH_2CO_3がH^+を放出する．食後のアルカリ性の尿（alkaline tide）はこのH_2CO_3が過剰に生じたためである．胃液中の塩酸は0.2〜0.5％とかなり強く，殺菌的作用をもっている．普通のタンパク質は表面が変性し，タンパク質分解酵素が食物塊の中に浸透しやすくする．

2）ペプシン（pepsin）：胃の主細胞からペプシノーゲン（pepsinogen）が分泌されるが，これはペプシンによって分解されて活性のあるペプシンになり，変性した食物のタンパク質を分解して，プロテオース（proteose）やペプトン（peptone）に変える．

3）レンニン（rennin），レンネット（rennet）：乳児の胃で乳が長く滞留するように乳を凝固させる酵素である．工業的にはチーズの製造に用いられている．

4）リパーゼ（lipase）：短鎖，中鎖の脂肪酸の結合した脂肪を分解するが，分解量は量的には少ない．

3. 膵液と腸液による消化

1）トリプシン（trypsin）とキモトリプシン（chymotrypsin）：両酵素ともzymogenとして分泌される．トリプシンはenterokinaseにより活性化され，キモトリプシンはトリプシンによって活性化される．トリプシンは塩基性アミノ酸のペプチド結合を特異的に切断し，キモトリプシンは環状アミノ酸のような電荷をもたないアミノ酸のある所で切断する．どちらも膵液に含まれている．

2）カルボキシポリペプチダーゼ（carboxypeptidase）：ペプチドのC末端の結合を切断し，末端のアミノ酸を遊離する．膵液に含まれる酵素である．

3）アミラーゼ（amylase）：マルトース（maltose）などを分解しやすくする．膵臓由来の酵素で，少糖類とグルコースも生じてくる．

4）リパーゼ（lipase）：トリアシルグリセロール（triacylglycerol）の部分分解を行なう膵臓の酵素．

5）コレステロールエステルヒドロラーゼ（choresterol ester

hydrolase）：コレステロールエステルを加水分解し遊離のコレステロールが生じてきてこれが腸管から吸収される．膵臓由来の酵素．

6）リボヌクレアーゼ（ribonuclease）とデオキシリボヌクレアーゼ（deoxyribonuclease）：膵臓の酵素でRNA，DNAをモノヌクレオチドに分解する．

7）ホスホリパーゼ（phospholipase A2）：胆汁および食物由来の酵素で，リン脂質の2位の脂肪酸（アラキドン酸のことが多い）を遊離する．

8）アミノペプチダーゼ（aminopeptidase）：ペプチドのN末端のアミノ酸を遊離する酵素

9）ジサッカリダーゼ（disaccharidase）：腸管から分泌され二糖類を分解して単糖を生じる酵素．

10）その他：腸管からはphosphatase, polynucleotidase, nucleosidaseが分泌される．

4．消化管からの吸収

1）水分の吸収

水分の吸収といっても，胃からはアルコールの他は水も吸収されず，食物の90％が小腸で吸収される．水も小腸で食物とともに吸収されるが，残りのかなり大量の水が大腸で吸収され，腸内容は液体から固体になる．

2）糖質の吸収

腸で吸収される糖質は五単糖と六単糖である．グルコース，ガラクトースは単純な拡散による吸収の他に，ナトリウムポンプにより

積極的に吸い上げられる機構もある．これは六炭糖でもグルコースやガラクトースに似た構造の糖に限り，フルクトースは構造が異なるのでナトリウムポンプでは吸い上げられず，また吸収速度も遅い．このことを利用して，糖尿病の患者では血糖値の急激な上昇を嫌うためグルコースよりもフルクトースが使われた．しかし，フルクトースは肝臓で脂肪に合成されやすいため，糖尿のある患者さんに多量に与えるのは考えものである．Na^+はグルコースを濃度勾配に逆らって運ぶが，ナトリウムは濃度勾配に従った方向に運んでいる．濃度勾配に逆らうエネルギーはATPから供給される．強心配糖体のウアバインはこのポンプを阻害する．

3) **脂質の吸収**

前にも述べたが，トリアシルグリセロール（triacylglycerol）からリパーゼの作用で生じるのは2-モノアシルグリセロール（2-monoacylglycerol），脂肪酸（fatty acids），1-モノアシルグリセロール（1-monoacylglycerol）の3種の脂質である．これらはレシチン，コレステロールとミセルをつくり，腸粘膜細胞のブラシ状の部分（brush border）で吸収される．胆汁酸塩と結合したものは回腸まで下がり，ここで腸肝循環に入る．

また食物由来の遊離のコレステロールは胆汁由来のコレステロールと共にミセルを形成し，腸上皮に入る．腸管の中で遊離したグリセロールは再利用されずに門脈に入って肝臓に送られる．吸収されて腸壁に入った2-モノアシルグリセロールは再びトリアシルグリセロールに再合成される．腸粘膜中に吸収された長鎖脂肪酸もまたこの再合成の時に利用される．この再合成された脂肪は門脈には移行せず，みなキロミクロンの形でリンパ管に入っていく．炭素数が10～12以下の脂肪酸は静脈血に移行する．

4) アミノ酸の吸収

タンパク質は消化管では吸収されないが，アミノ酸は小腸でよく吸収される．ペプチドは吸収されないと書いてある教科書もあるが，小さなペプチドでアミノ酸のある組み合わせのものは生理活性があり，吸収されるという人もある．著者もネズミの餌にアミノ酸混合物あるいはタンパク質を与えた場合，DNA合成にはアミノ酸よりタンパク質が強力であった．しかし追試が必要である．

5) 核酸の吸収

DNA，RNAともに小腸でモノヌクレオシドまで分解される．ピリミジン・ヌクレオシドは僅かながら腸壁を通過するが，プリン・ヌクレオシドはほとんど通過しない．したがって核酸は栄養素ではない．核酸は体内で合成されるので，食物の核酸が腸で吸収される必要はないのである．

5. 大腸内での発酵

食物繊維など消化液の作用を受けない糖質は大腸で腸内細菌の作用によってガスを発生する．また短鎖脂肪酸もガスの発生源となる．著者の実験例では，ガスの種類や量は個人差が大きい．また食事の質によっても異なる．たとえば，タンパク質の多い食事ではN_2，H_2が多く，糖質の多い食事ではCO_2が多い．牛乳を多く飲むとCH_4が増えて，ガスは可燃性となる．直腸の外科手術に電気メスを使う時は予めメタンガスの有無を調べないと爆発の危険さえある．

15章　血液の生化学

　　筆者が1930年代の終わり頃に医学部の学生として初めて生化学の講義をうけた時代は，まだKrebs cycleもATPも日本では知られておらず，尿と血液だけが講義や実習の対象だった．今でいう臨床生化学と生物物理化学の領域だけが生化学の対象であった．教授はHemeの構造式を講義の前に暗記して，黒板に描いて見せるのが得意で，試験も本に出ている構造式をどれだけ暗記しているかで点数が決まった．この本でポルフィリンなどの構造式を示すのは，暗記するためではなく，一連の化学反応を理解するためである．生化学は暗記の学問ではない．この章では酸素と結合するタンパク質ミヨグロビンとヘモグロビンのことを書くべきだが，すでに7章のヘムタンパク質の項で述べたのでここでは繰り返さない．

1. 血漿タンパク質

　　血液は血球などの有形成分と，有形成分を除いた無形成分（血漿）とに分けられる．さらに血漿からフィブリノーゲンを除いた液体成分が血清である．
　　血漿タンパク質の主なものとして，アルブミン，グロブリン，フィブリノーゲン，リポプロテインがある．

1) アルブミン（albumin）

　　アルブミンは分子量6900の陰性に荷電したタンパク質であり，肝臓で合成されている．血漿タンパク質の50～55％を占め，他の物質と非特異的に結合してそれを運搬する機能をもっている．たとえば，脂肪細胞から放出される脂肪酸とよく結合するが，一方で

脂肪酸と競合する多くの薬剤とも結合する．脂肪酸以外にアルブミンと結合するのはカルシウムや銅などのミネラル，ビリルビン，胆汁酸，ステロイドホルモン，甲状腺ホルモンであり，これらを運搬している．

また，運搬機能のほかには，血液の浸透圧を維持する大切な役割がある．肝臓疾患の場合などアルブミンが不足してしまうと血液の浸透圧に変化がおこり，浮腫がみられる．

2）その他の運搬機能のある血漿タンパク質

トランスフェリン（transferrin）は血漿中にあるFe^{3+}をフェリチン受容体のある細胞まで運ぶ．ハプトグロビン（haptglobin）とヘモペクチン（hemopectin）はそれぞれメテモグロビンとヘミンに結合して運ぶ．ヘミンとの結合物は腎毒性を緩和するのみならず，鉄を無駄に体外に排出させない効果がある．

3）グロブリン（globulin）

血漿に含まれるグロブリンは多数の分子の集合体である．電気泳動で分別すると$\alpha 1$，$\alpha 2$，β，γグロブリンとに分けられる．このうち臨床的に重要なのはγグロブリンである．このタンパク質はリンパ球のB細胞がつくる抗体タンパク質であり，構造は図15-1に示すようにY字型で，抗原と結合する部分はY字型の鋏の先端部分である．そのうちの超可変領域（hypervariable region）は抗原によって形を変えることができる．詳細は免疫学の教科書に譲るが10^8種類以上の多数の抗体をつくることが可能である．これは各免疫グロブリン鎖の形成に関わる構造遺伝子の組み合わせ方によって多様なタンパク質ができるのだと説明されている．

抗体は大きく分けて5種類に分類される．すなわち免疫グロブリンIgM，D，G，E，Aである．次に各免疫グロブリン（Ig）の特性

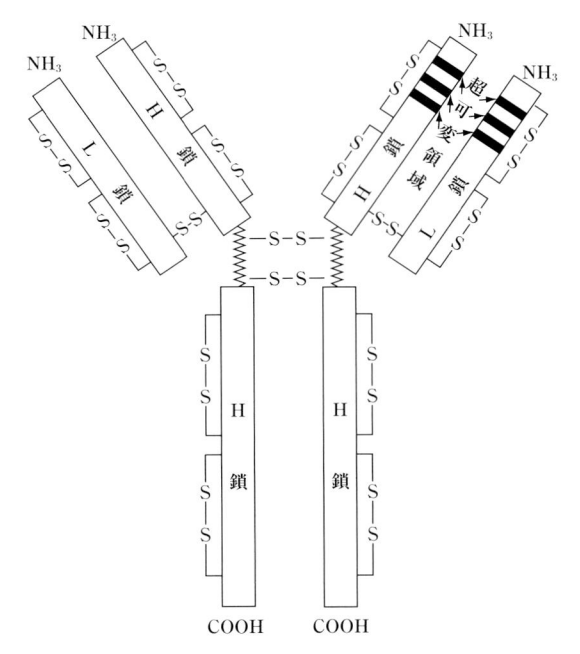

図15-1 抗体（モノマー）の模型図

を示す．
　IgM：Bリンパ球の表面にある時はモノマーであるが，血清中にある場合はペンタマーである．免疫反応の初期につくられ，Bリンパ球の表面に多く，血清中で全抗体の8〜10％程度である．しかし，胎児ではこの抗体は成人より多く，ウイルスや細菌感染の防御の主役である．
　IgD：IgMと同じく感染当初に活躍する抗体で，Bリンパ球の表面に多く，血清では全抗体の1％以下である．
　IgG：血清抗体の主役で，胎盤を通じて胎児の血液にも入る．
　IgE：血清中には0.004％しかないが，扁桃腺，肺や胃腸の粘膜には多く，アレルギー反応の原因となる．腸管内では寄生虫感染に

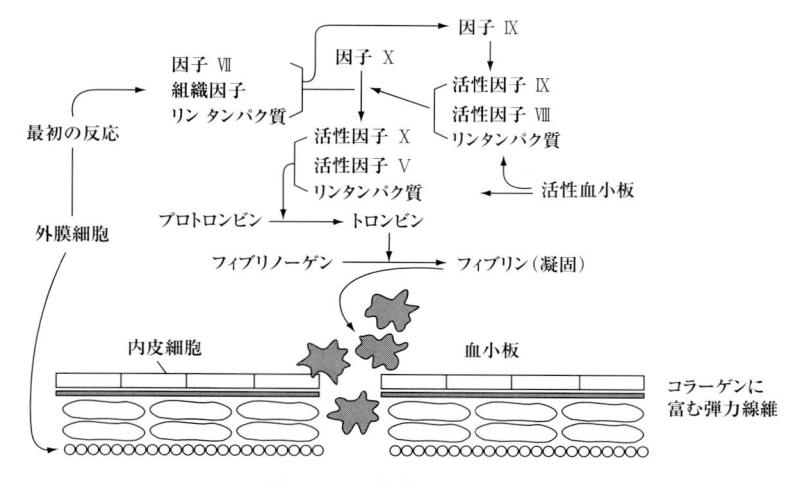

図15-2 血液凝固カスケード

表15-1 血液凝固に参加する因子

因子	名称	介助因子	血漿中の阻害因子
I	フィブリノーゲン		
II	プロトロンビン，トロンビン	トロンボモジュリン	アンチトロンビンIII
III	組織因子		
IV	カルシウム		
V	プロアクセレリン		Protein C
VI	欠番		
VII	プロコンベルチン	組織因子	アンチトロンビンIII
VIII	抗血友病因子 A		Protein C
IX	B クリスマス因子	F VIII	アンチトロンビンIII
X	スチュアート・プロワー因子	F V	アンチトロンビンIII
XI	トロンボプラスチン前駆因子		
XII	ハーゲマン因子		
XIII	プロトランスグルタミナーゼ		
	Tissue plasminogen activator	フィブリン凝塊	Inhibitors of plasminogen activator
	プラスミノーゲン／プラスミン		Anti-plasmin
	プロテイン C	プロテイン S	Protein C inhibitor
	プロテイン S		

対して効果がある．

　IgA：唾液や涙液に含まれていて，感染の予防効果がある．

　その他，α1，α2グロブリン分画には糖タンパク質が，αおよびβ両分画にはリポプロテインが含まれている．

2．血液の凝固のしくみ

　血液が凝固するきっかけは血漿タンパク質に含まれるフィブリノーゲンをはじめとする凝固因子群と血小板との共同作業で，血管壁が傷つくと暴露したコラーゲン層を血小板がいち早く見つけてカスケードが始まる（図15-2）．

　血液凝固剤の出場キャストを表15-1に表わした．どの因子が特に大切というわけではないが，因子I，II，IIIは生理的な血液凝固に必要な因子として昔から知られており，VIII，IXの因子は血友病患者に欠けている因子であり，因子VIIIはいわゆる脳保護薬の立場から，最近特に注目を浴びている．また組織プラスミノーゲン活性化因子（tissue plasminogen activator）は最近脳梗塞の急性期（3時間以内）に与えると，脳組織に傷害を与えない前に血栓を溶解できるので，以前のウロキナーゼに代わって注目を浴びている．

3．血液に含まれる物質一覧表

　表15-2には，血液に含まれる主要な物質の正常値の一覧表を示した．

表 15-2 血液中の物質の正常値

物質	正常値
アミノ酸 N(P)	3—5.5 mg N
アンモニア(B)	40—70 μg/dL
アミラーゼ(S)	80—180 Somogyi 単位
ビタミン C(P)	0.4—1.5 mg/dL
ビリルビン(S)	直接 0.1—0.4 mg/dL, 間接 0.2—0.7 mg/dL
カルシウム(S)	9—10.6 mg/dL
CO_2 含有量(P)	24—29 mEq/L
ビタミン A(S)	24—60 μg/dL
コレステロール(S)	150—200 mg/dL
クレアチニン(S)	0.7—1.5 mg/dL
グルコース(B)	60—100 mg/dL
ヘモグロビン(B)	♂ 14—18 g/dL ♀ 12—16 g/dL
鉄(S)	65—175 μg/dL
リパーゼ(S)	0.2—1.5 U
脂質総量(S)	500—600 mg/dL
非タンパク N(S)	15—35 mg/dL
酸性ホスファターゼ(P)	♂ 0.5—11 IU/L, ♀ 0.2—9.5 IU/L
アルカリ性ホスファターゼ(P)	成人 30—85 IU/L
リン脂質(S)	145—200 mg/dL
カリウム(S)	14—20 mg/dL
アルブミン(S)	3.5—5.5 g/dL
グロブリン(S)	1.5—3 g/dL
ナトリウム(S)	310—340 mg/dL
尿素 N(S)	8—20 mg/dL
尿酸 N(S)	3—7.5 mg/dL

P : plasma　血漿
B : blood　血液
S : serum　血清

16章　腎臓と尿の生化学

　腎臓の役目は動物の内部環境の恒常性を保つことである．糸球体での濾過，尿細管での選択的再吸収，さらに細尿管からの分泌の3段階で人体の内部環境の恒常性が守られている．ここではそれらのはたらきについて述べてみる．

1. 糸球体での濾過

　図16-1に示すように，糸球体内部の毛管内の圧力は輸入細動脈端も，輸出細動脈端も同じく＋45mmHgである．そのほか尿細管内の圧力も輸入，輸出細動脈の間では変わらず－10mmHgであるが，コロイド浸透圧が輸入細動脈で－20mmHg，輸出細動脈で－35mmHgなので，正味の濾過圧は＋15mmHgになる．体循環の平均動脈圧が90mmHg以下になると，糸球体濾過圧が急に下がって尿が少なくなる恐れもあるので，低血圧の時は尿量に注意する必要

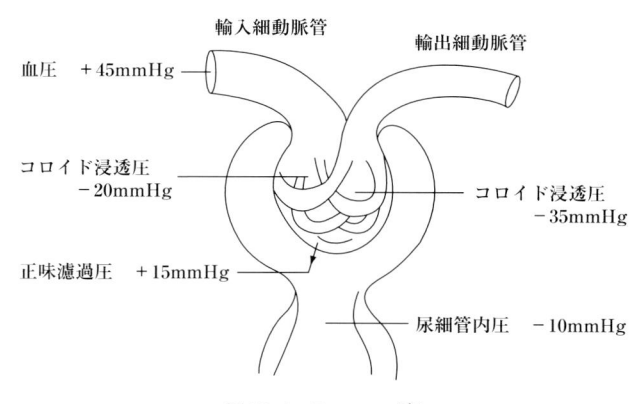

図16-1　Bowman嚢

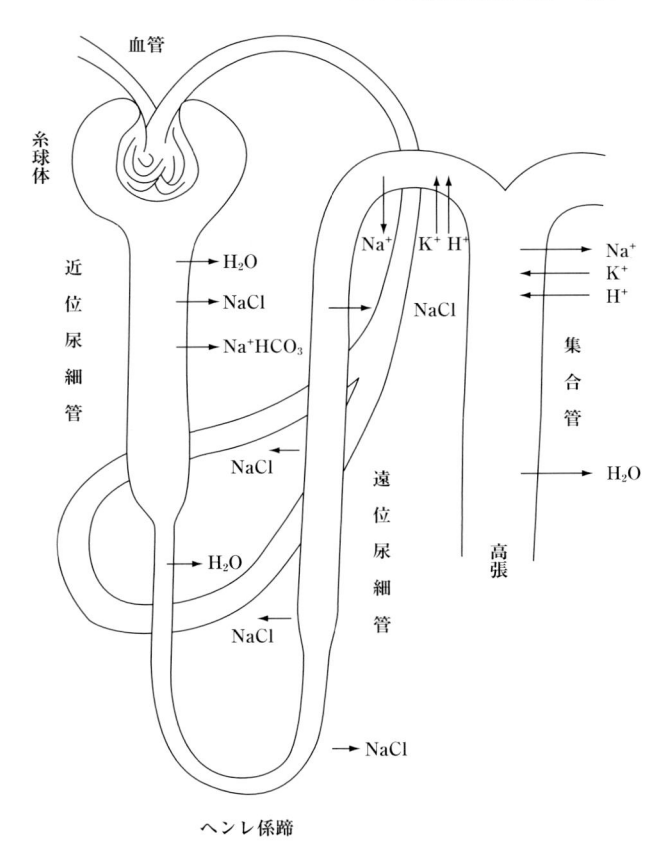

図16-2　ネフロンでの物質の出入り

がある.
　糸球体での濾過に使われる細動脈管にある孔の直径はアルブミンの短径に近いので，アルブミンは僅かながら正常尿にも出てくる．タンパク尿の検査にスルホサリチル酸を用いるとタンパク質は陽性に，あまり敏感でない煮沸法を用いると陰性の成績が得られる．

表16-1　正常尿の成分性状

比重	1.003—1.030
pH	4.7—8.0 (平均 6.0)
1日量	600—2,500 mL
固形分	30—70 g/L
Cl　NaClとして	10 g
Na	4 g
P	2.2 g
K	2 g
SO_3	2 g
Ca	0.2 g
Mg	0.15 g
I	50—250 μg
尿素	25—30 g
クレアチニン	1.4 g
アンモニア	0.7 g
尿酸	0.7 g
アルブミン	0—0.2 g
クレアチン	60—150 mg
ケトン体	3—15 mg

2. 尿細管での選択的再吸収

　　尿細管のはじめの部分，すなわち，近位尿細管proximal tubuleでは糸球体濾液の80％が再吸収される．

　近位尿細管ではNa^+，K^+，Cl^-，重炭酸，尿酸，グルコースと水がほぼ100％近く再吸収される．これに対して遠位尿細管distal tubuleではK^+，H^+などは分泌されて再び尿に戻される（図21-2）．

　糖尿病の患者では，静脈血の血糖量が170～180mg/dLを越えるので，再吸収能が追いつかず，尿中に糖が検出されるようになる．

　正常尿の成分性状を表21-1に示した．

3. 細尿管からの分泌

前記のK^+, H^+などのほか，遠位細尿管ではクレアチニン（creatinine），尿酸なども分泌される．フェノール赤（phenol red）や造影剤のヨード化合物（diodrast）などもここで分泌される．

17章　ヒトに必要な栄養素の生化学

　栄養学は臨床医を養成する上では，生化学と同等，あるいはそれ以上に必要な学問である．日本の医学部には栄養学講座があり，生化学とは独立して教えられている学部と，栄養学講座が無く，栄養学は生化学の一部として教えられている学部との2種類ある．後者の場合，教科書は生化学の教科書の1章としてしか扱われていない．この章は栄養学講座のない医学部学生のためのものである．

1．人体の所要エネルギーの測定法

　健康なヒトの体は摂取する栄養素と消費エネルギーのバランスの上に成り立っている．全くの安静状態のエネルギー消費量を基礎代謝（basal metabolism，BM）という．ヒトのエネルギー消費量は体の表面から熱を放散するので，体表面積の大小によって差があるほか，年齢，性別，人種，妊娠，授乳などの要因によっても影響をうける．

　消費エネルギーの測定法は種々あるが，簡単でよく使われているのはダグラス・バッグという大きな袋に呼気を貯めてO_2，CO_2を測り，これから呼吸比（respiratory quotient，RQ）を計算する方法である．一方で，尿の窒素化合物の分析から消費したタンパク質の燃焼量が得られるので，これから非タンパク質性呼吸商（non-protein-respiratory quotient，NPRQ）が得られる．NPRQは次の式から計算する．

$$NPRQ = \frac{総CO_2発生量L - 4.754 \times 尿中N (g)}{総O_2消費量L - 5.923 \times 尿中N (g)}$$

4.754は尿のN1gに相当するタンパク質が燃焼した時に発生する

CO₂量（L）

5.923は尿のN1gに相当するタンパク質が燃焼した時に要したO₂量Lである．

　NPRQが1.0なら糖質だけが燃焼した場合であり，NPRQが0.7なら脂質のみが燃焼したことを表わす．1.0と0.7の間の価では混合食の場合Zunts-Schunburg-Luskの表を用いて，糖質と脂質の割合を知ることができる．

　この古典的な測定法のほか，2種のアイソトープ（重水素と放射性酸素）で標識した水を用いる方法もある．

　基礎代謝の測定は8〜12時間の睡眠中に行なう．消化作用に要するエネルギー（thermic effect of food）を昔の栄養学では特異動的作用（specific dynamic action）といって重要視したが，今ではこれは消化に要するエネルギーに過ぎないので特に重視していない．

2. 生活に必要なエネルギーの計算法

　日常生活のエネルギー所要量は次の式で計算している．
　　$A = B + B\chi + 1/10A$
ここではAは日常生活のエネルギーの1日の所要量
　　　Bは1日の基礎代謝量
　　　χは生活活動指数（軽い生活活動で0.35，重い生活活動で1.00）
　　　1/10Aは安全率，（糖質，脂質，タンパク質　各1gを4，9，4kcalとする指数にはすでに安全率がとってあるので，この半分でもよいかも知れない．）

3. 国別の栄養所要量

世界各国の栄養所要量（recommended daily intake, RDI）は国によって異なり，さまざまである．日本では，それ以下では健康が保てない生理的最低量に安全率を加えている．アメリカは高い栄養水準を保つことを意図して，大幅な余裕をもたせてある．表17-1には日本，アメリカ，フランスの例を示した．

アメリカ人は日本人より体格も体表面積も大きいので，所要エネルギーは日本人より大きい．フランス人は英米，北欧の人より小柄の人が目立つのに，所要熱量が大変に多いのは不思議である．

表 17-1　日本・アメリカ・フランスの栄養所要量(RDI)比較

この表は，国々の，RDIから1日の所要熱量(kcal)，タンパク質所要量(g)，カルシウム所要量(mg)，ビタミンC所要量(mg)のみを書き出してみたものである．

		カロリー	タンパク質	カルシウム	ビタミンC
成人男子	日	2,650	70	700	100
	米	2,300—3,100	63	800	60
	仏	3,200—3,800	85—95	1,000—1,200	90—110
成人女子	日	2,050	55	600	100
	米	1,600—3,100	50	800	60
	仏	3,000—3,500	75—85	900—1,200	80—100
妊婦	日		65	1,000	110
	米	2,500	60	1,500—2,000	70
	仏	2,800—3,200	90—100	1,500—2,000	100—150
授乳中	日		75	1,100	110
	米	2,700	65	1,200	95
	仏	3,000—3,500	100—110	1,500—2,000	100—150
高齢者	日	1,700—2,050	55—65	500—600	100
	米				60
	仏	2,000—2,500		700—800	

いずれの場合も労作量は中等度である．

4. タンパク質所要量

　　成長期や病後の人を除いて，タンパク質を1日60〜70g以上摂取すると，不要なタンパク質は尿素に形を変えて排出され，人体のタンパク質は増えない．これを窒素平衡という．窒素平衡の価は今から100年以上以前は120gと言われていたが，当時東大からドイツに留学中の隈川宗雄が和食について66gと発表して以来，大略日本人については55〜70gと考えられている．フランスでは100gに近い価を設定している．

5. カルシウムの所要量

　　日本では1日600mgという価を採用している．世界的には900〜1000mgが常識になりつつある．骨粗鬆症が世界規模で増加しつつあるので，カルシウムの摂取量に関心が集まっている．カルシウムを多く摂取しても吸収されなければ無意味だが，カルシウムの摂取は少なすぎるより多い方がよいと思われる．

6. アミノ酸の質の問題

　　ヒトの体内で合成不可能なアミノ酸を必須アミノ酸といってヒスチジン，イソロイシン，ロイシン，リジン，メチオニン，フェニルアラニン，トレオニン，トリプトファン，バリンの9種である．1日のアミノ酸必要量は表17-2に揚げた．トリプトファンは動物性のタンパク質に含まれ，植物性のタンパク質には比較的に少量である．このようなことから，菜食主義の人はアミノ酸の必要量を満たすために，タンパク質の摂取量を増さなければならない．たとえば

表17-2 必須アミノ酸必要量

必要量(mg/kg体重/1日)

		4～6月幼児	10～12歳小児	成人
ヒスチジン	histidine	28	—	10
イソロイシン	isoleucine	70	28	18
ロイシン	leucine	161	42	14
リジン	lysine	103	44	12
メチオニン	methionine	58	22	13
フェニルアラニン	phenylalanine	125	22	14
トレオニン	threonine	87	26	7
トリプトファン	tryptophan	17	4	3.5
バリン	valine	93	25	10

　トウモロコシのタンパク質にはトリプトファン，リジンが不足し，小麦ではリジンが，豆類の中にはメチオニンが不足している．小麦と大豆を組み合わせると相補的であるが，肉食の場合よりタンパク質の摂取量は多くなる．菜食主義の人の平均寿命は一般食の人のそれより4歳高いといわれるが，逆に活動的な高齢者は適量の動物性タンパク質を摂取しているという調査もあり，この問題は簡単ではない．
　タンパク質の栄養価については，生物価（動物に食品を与えた時，体内に保留された窒素の％，牛肉が97％で最高），化学的評価法（プロテイン・スコア，ケミカル・スコアなど多数あって，鶏卵，人乳など基準に摂取する食品によって異なる）などがあり，一定していない．表17-3にタンパク質の良否の比較表を揚げた．

7. 生活活動とスポーツのエネルギー消費量

　生活活動は便宜上，低い，やや低い，適度，高いの4種に分けている．表17-4にこれを示した．日常生活のエネルギー所要量の計算式 $A = B + B\chi + 1/10 A$ の式の $B\chi$ に1.3, 1.5, 1.7, 1.9など

表17-3 アミノ酸の含量によるタンパク質の優劣比較

食品	プロテインスコア	アミノ酸スコア	人乳値	卵値
鶏卵	100	100	81(Leu)	100
牛乳	85(Met)	100	88(Trp)	64(Met)
鮭	78(Trp)	100	79(Leu)	80(Met)
ロース(脂身ナシ)	84(Trp)	100	83(Leu)	74(Met)
鶏肉(胸筋)	84(Trp)	100	81(Trp)	77(Met)
鶏肝臓	93(Met)	100	87(Ile)	73(Met)
豆腐(もめん)	67(Met)	82(Met)	80(Met)	58(Met)
米(精白)	81(Lys)	65(Lys)	60(Lys)	60(Lys)
小麦粉	56(Lys)	44(Lys)	52(Lys)	52(Lys)

( )内は制限アミノ酸

表17-4 生活活動強度区分(目安)(第6次改訂)

生活活動強度と指数(基礎代謝量の倍数)	日常生活活動の例		日常生活の内容
	生活動作	時間	
Ⅰ (低い) 1.3	安静 立つく 歩く 速歩 筋運動	12 11 1 0 0	散歩,買物など比較的ゆっくりした1時間程度の歩行のほか大部分は座位での読書,勉強,談話や座位,横になってのテレビ,音楽鑑賞などをしている場合.
Ⅱ (やや低い) 1.5	安静 立つく 歩く 速歩 筋運動	10 9 5 0 0	通勤,仕事などで2時間程度の歩行や乗車,接客,家事等立位での業務が比較的多いほか大部分は座位での事務,談話などをしている場合.
Ⅲ (適度) 1.7	安静 立つく 歩く 速歩 筋運動	9 8 6 1 0	生活活動強度Ⅱ(やや低い)の者が1日1時間程度は速歩やサイクリングなど比較的強い身体活動を行なっている場合や,大部分は立位での作業であるが1時間程度は農作業,漁業などの比較的強い作業に従事している場合.
Ⅳ (高い) 1.9	安静 立つく 歩く 速歩 筋運動	9 8 5 1 1	1日のうち1時間程度は激しいトレーニングや木材の運搬,農繁期の農耕作業などのような強い作業に従事している場合.

生活活動強度Ⅱ(やや低い)は,現在日本人の大部分が該当するものと思われる.

の数値を用いる.

　スポーツに必要なエネルギー消費量を求める場合は,生活活動の計算と異なり,分単位の運動であり,また運動する人の体重によっ

ても大きく変わるので，表17-5に別に揚げた．

8. ビタミン所要量

ビタミンの分類を従来の水溶性，脂溶性という区別でなく，(1) 補酵素の成分，(2) 抗酸化作用のあるビタミン，(3) ホルモン作用のあるものに分けてみた．

1) 補酵素の成分であるビタミン (ビタミンB群，ビタミンK)

[1] ビタミンB_1（チアミン，thiamin）：チアミンピロリン酸 (thiamin pyrophosphate) としてピルビン酸からCoAが生成される過程などの補酵素として使われている．欠乏症として，脚気，Wernicke脳症がある．1日0.7〜0.9mg

[2] ビタミンB_2（リボフラビン，riboflavin）：フラビンモノヌクレオチド (flavin mononucleotide, FMN)，やフラビンアデュンジヌクレオチド (flavin adenine dinucleotide, FAD) として水素

表17-5 スポーツ別1分間のエネルギー消費量(体重別)

体重 kg	48	57	66	73	80
歩行(3km/h)	2.2	2.6	3.1	4.4	4.8 kcal/min
駆け足(16km/h)	12.7	15.1	17.6	19.4	21.3
野球	3.3	4.0	4.5	4.8	5.3
テニス(シングルス)	5.2	6.2	7.2	8.0	8.8
バドミントン	3.1	3.8	4.4	4.8	5.3
自転車(8km/h)	2.0	2.4	2.8	3.1	3.4
バレーボール	3.0	3.6	4.2	4.7	5.1
スキー(滑降)	5.2	6.2	7.2	8.0	8.8
スケート	4.4	5.2	6.1	6.8	7.6
水泳(自由型 25m/分)	4.2	5.0	5.8	6.4	7.0
乗馬(速歩)	2.9	3.4	3.9	4.4	4.8
登山	6.8	7.8	8.8	10.2	11.2

三浦義彰・橋本洋子　スポーツ栄養

や電子をNADからCoQに移す時などに使われる．1日0.9～1.1mg

[3] nicotinamide（ナイアシン，niacin）：nicotinamide adenine dinucleotide（NAD），NADPなどの補酵素として，また脱水素酵素，酸化反応などの補酵素として作用する．ニコチン酸はVLDL，LDLなどを低下させるので，コレステロール低下剤として有効である．1日0.8～1.0mg

[4] ビタミンB_6：pyridoxine, pyridoxal phosphate, pyridoxamine phosphateの形でアミノ酸のアミノ基転移の補酵素である．最近では補酵素以外の機能も研究されている．1日0.9～1.1mg

[5] パントテン酸（pantothenic acid）：CoAの構造の一部として脂肪酸代謝に重要．1日5mg

[6] ビオチン（biotin）：carboxylationの補酵素．炭素1個の代謝に重要．1日30μg

[7] 葉酸（folic acid）：folacin tetrahydrofolic acid, THFAの形で炭素1個の代謝に重要．1日170μg．最近の研究ではがんになりやすい人および痴呆の症状がある人は血中葉酸値が低いといわれている．

[8] ビタミンB_{12}：cobalamin mutaseや葉酸の活性化の補酵素．1日2.0μg

[9] ビタミンK：血液の凝固因子のprothrombin II, VII, IX, Xに必要なγ-carboxyglutamic acidの生合成に必要．腸内細菌によっても合成される．脂溶性ビタミンである．1日5.5～6.5mg

2）ホルモン作用のあるビタミン

ビタミンD：7-デヒドロコレステロール（7-dehydrocholesterol）が紫外線の作用でB環が開裂してビタミンD_3（ビタミンD

の活性型）になる．ステロイドホルモンと同様に細胞核に作用し特定の遺伝子の活性化によって生理作用が現れる．紫外線不足の場合は1日5〜10μgの摂取がすすめられる．5倍の量でも中毒量に達するほど有効量と中毒量が近いので慎重に投与する必要がある．ビタミンAもステロイドと同じように細胞核に作用して細胞分裂を引きおこす作用もあるので，ホルモン様の作用とも考えられるが，抗酸化作用もあるので次の項で述べる．1日100IU

3）抗酸化作用のあるビタミン

[1] ビタミンA（レチノール，retinol，vitamin A alcohol）：レチノール（vitamin A aldehyde），ビタミンA酸（retinoic acid，vitamin A acid）は水に溶けないので，血液中ではレチノール結合タンパク（retinol-binding protein，RBP）に結合して運搬される．網膜でオプシンに結合してロドプシン（rhodopsin）になり薄明時の視力をよくする．また皮膚上皮の分化にも関係するが，これらは抗酸化作用とは無関係である．抗酸化作用のあるのはプロビタミンのβ-caroteneで，呼吸によって生じる中間過酸化物の発生を少なくするという．ビタミンAは多量に摂取すると毒性があるが，プロビタミンのカロチノイドにはこのことがない．1日1800〜2000IU

[2] ビタミンE（tocopherol）：Free radicalをとらえる作用が抗酸化作用の本態である．高度不飽和脂肪酸などの酸化防止に役立っている．脂溶性ビタミンながら毒性はほとんどない．1日8〜10IU

[3] ビタミンC（ascorbic acid）：還元性が強く，Cu^+，Fe^{2+}などの保護作用がある．コラーゲン合成の最終段階でのプロリン，リジンなどの水酸化にもこのビタミンが必要で，欠乏によっておこる壊血病は歯肉のコラーゲン合成が損なわれるためである．食物を

唯一の給源とするならば1日100mg必要で，果実や生野菜を十分に摂取する必要があり，各国ともこのような数字を掲げている．

9. ビタミンの化学構造

　ビタミンの化学構造をまとめて図17-1に示した．最近のいわゆる健康食品にはビタミン類が多数入っていることが宣伝効果があるらしく，ヒトのビタミンにとどまらず，昆虫のビタミンとして知られているものまで含まれている．ここではごく常識的にビタミンの範囲を限定してある．

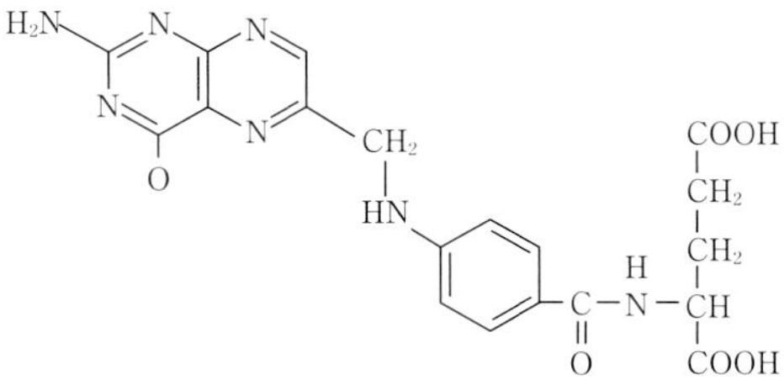

図17-1　ビタミンの構造

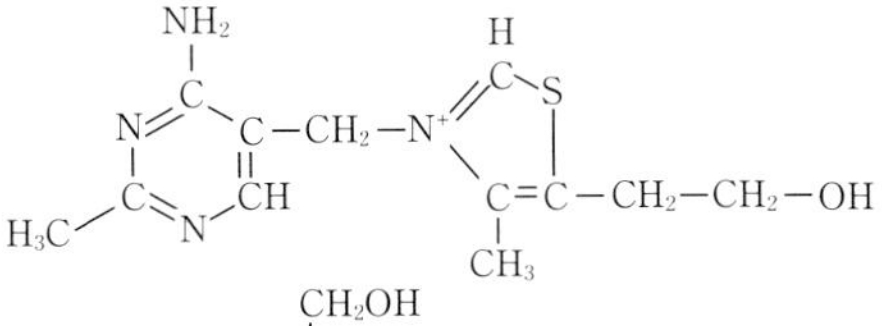

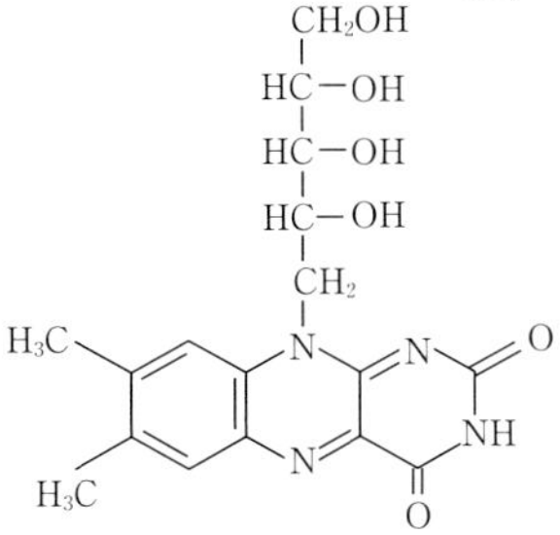

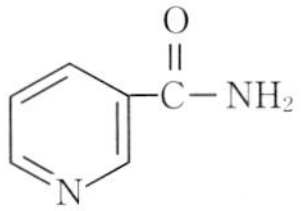

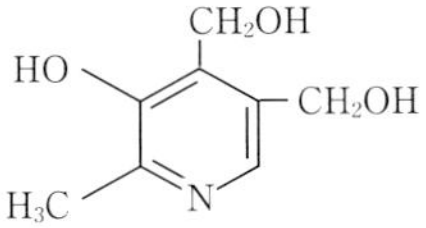

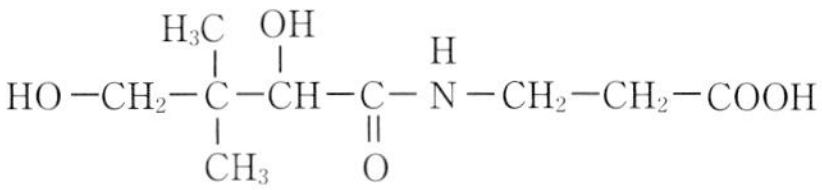

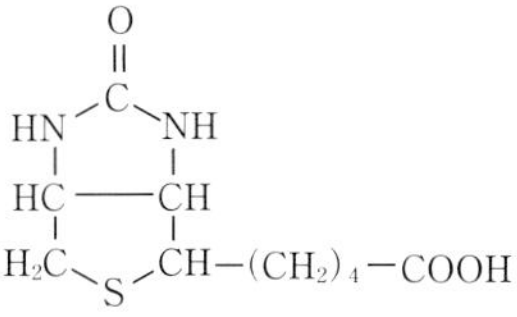

17章 ヒトに必要な栄養素の生化学

ビタミンK

ビタミンD

7 dehydrocholesterol

Vitamin D₃

Δ1,25-dihydroxy-D₃

ビタミンA

ビタミンE

ビタミンC

18章　生化学と関係の深い疾病

　生化学は基礎医学の学問で，その教科書もあまり臨床医学に入り込むのを好まない．その理由は与えられた短い時間の中で教えなければならない生化学領域の進歩が余りにも多いからである．しかし他の教科書には多少とも記載されているのなら，この本でも書かなければならないであろう．ここでは，がん，成人型糖尿病，などいわゆる生活習慣病に関する生化学の進歩についてのみの記載にとどめる．

1．がんについて

1）発がん性食品

　がんはDNAにおこる異変である．放射線をはじめとしてDNAに異変をおこす要因はかなり知られているが，一部の食品にも含まれているがん原性を示す物質は生化学の知識によって予防も可能であろう．

　がん原性を示す食品には芳香族化合物のがん原性物質が含まれている場合が多い．たとえば，焼き魚の焦げた部分にはイミダゾキノリン，焼き肉の焦げた部分にはメチルイミダゾキノリンが強力ながん原性のある物質として見つけられている．しかしかなりの量のお焦げを食べないと発がんには至らないという指摘もある．中国の焼餅にはニトロソ化合物があり，これは変異原性が強いといわれている．

　赤身の肉は脂肪が少ないので，栄養士には評判がいい．しかしαリノレン酸が含まれ発がん性を疑われている．この脂肪酸は動物の

体内では合成されない牧草由来の脂肪酸で，これが赤身の肉に入り込んでいるのである．一時はこの脂肪酸は必須脂肪酸として，むしろ摂取が勧められていた．この脂肪酸の発がん性の有無は早期に解決されたいものである．

2）制がん物質を含む食品

　一般にはアブラナ科のカリフラワー，クレソン，芽キャベツなどには制がん物質があるといわれ，特にその中でも，ある地方で収穫されるブロッコリには含硫化合物のスルホラファン（sulforaphan）（図18-1a）が含まれ，発がんを抑制するといわれている．スルホラファンはがん原性物質を解毒する酵素のうち，いわゆるphase II enzymeのキノン還元酵素やグルタチオン・トランスフェラーゼを誘導するはたらきがあるといわれている．ブロッコリにはこのほかortipratz（dithiol thione化合物）がDNAを保護する作用もあり，発がんを抑制する．蜂の巣の樹脂プロポリスにはphenylethyl-3-methylcaffeateが含まれていて，この物質に強い抗炎症作用がある．動物実験では大腸がんに制がん作用がみられた．

　赤ワインには抗酸化作用があり，これが発がんを抑制するといわ

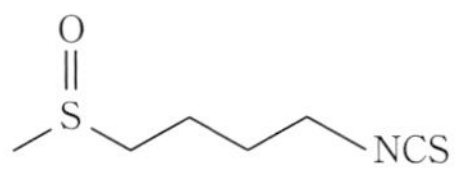

図18-1a　ブロッコリに含まれる発がんを抑制するスルホラファン

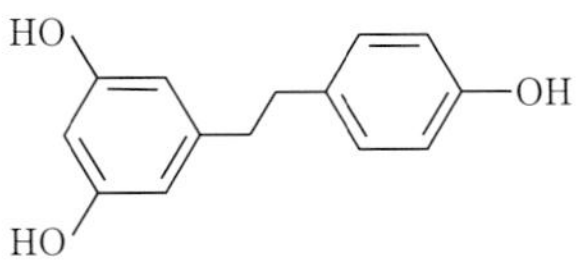

図18-1b　ブドウの実の皮から得られる発がん抑制物質レスヴェラトール

男

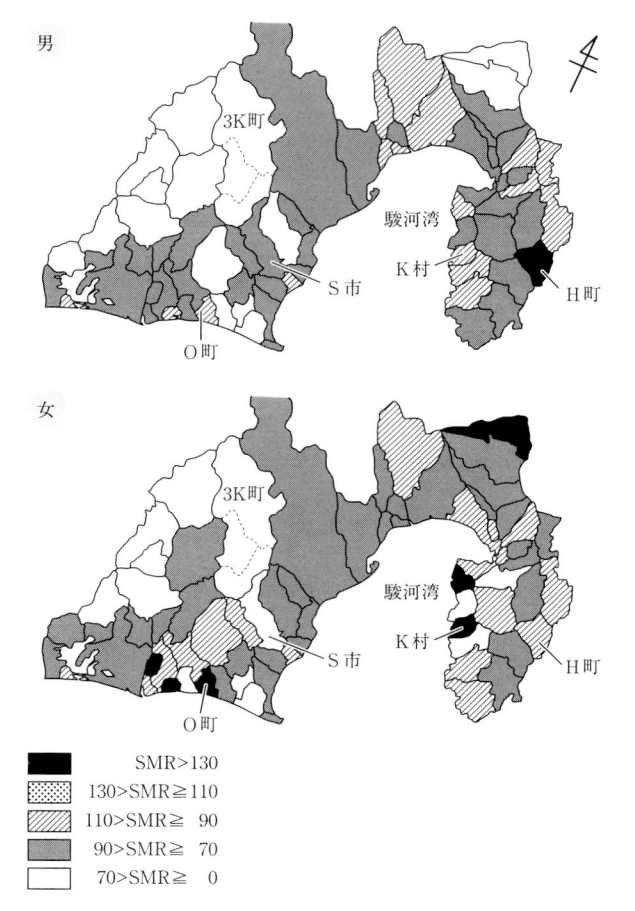

女

```
■       SMR>130
▦  130>SMR≧110
▨  110>SMR≧ 90
▒   90>SMR≧ 70
□   70>SMR≧  0
```

図18-2　1962～1982年の間の静岡県に於ける市町村別胃がんSMR分布図
　　　　SMR：標準化死亡率（年齢と関係なし）
　　　　3K町：茶の生産地
　　　　　食卓の生化学　p133　図7-2

れている．葡萄の皮にはレスヴェラトール（resveratol）（図18-1b）が含まれ，これがビドロペルオキシダーゼ（hydroperoxydase）を阻害する．生体内の酸化作用が強すぎるとがんをおこしやすいと主張する研究者は多い．この人たちは赤ワインのほか緑茶，

18章 生化学と関係の深い疾病

男性・アメリカ人
- 胃癌 6%
- 大腸・直腸癌 11%
- その他の癌 83%

女性・アメリカ人
- 乳癌 25%
- 胃癌 3%
- 大腸・直腸癌 11%
- その他の癌 61%

男性・ギリシャ人
- 胃癌 12%
- 大腸・直腸癌 4%
- その他の癌 84%

女性・ギリシャ人
- 乳癌 13%
- 胃癌 5%
- 大腸・直腸癌 5%
- その他の癌 77%

男性・日本人
- その他の癌 46%
- 胃癌 49%
- 大腸・直腸癌 5%

女性・日本人
- 乳癌 5%
- 胃癌 34%
- その他の癌 55%
- 大腸・直腸癌 6%

図18-3　アメリカ・ギリシャ・日本の3国の疾病の比率
三浦・小野・橋本：食卓の生化学　p72
別冊医学のあゆみ（医歯薬出版）1998年6月
この図の原文はWilletl：WO. Science 264：532—537, 1994

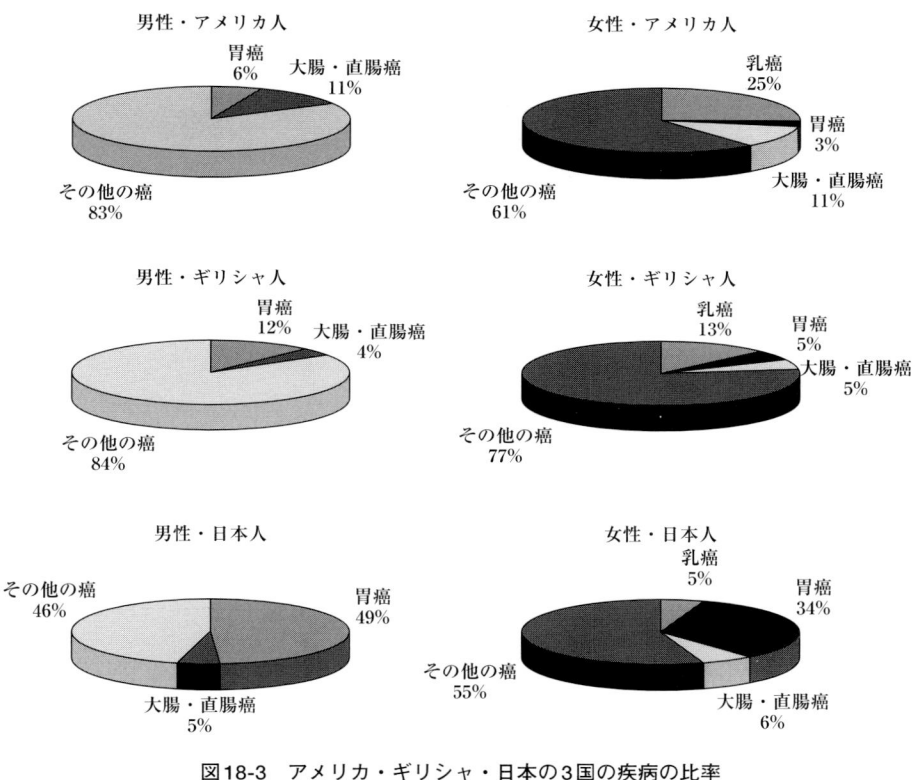

　紅茶に含まれているエピガロカテキンガレート（epigallo-cathechin-3-gallate）が強力な酸化防止作用があるという．ワインも茶も日常の食品であるだけに耳を傾ける価値があろう．図18-2には静岡短大の小国，金谷等の静岡県下の茶の産地では緑茶を他の地方より多飲する傾向があり，その地方では胃がんが少ないことに注目した研究の一端を示した．

　図18-3に示した図は野菜食が発がんを減らすという大規模調査

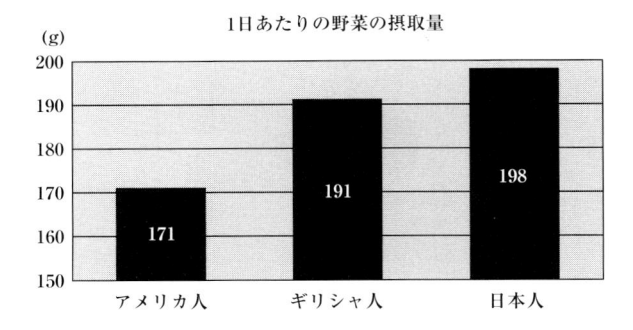

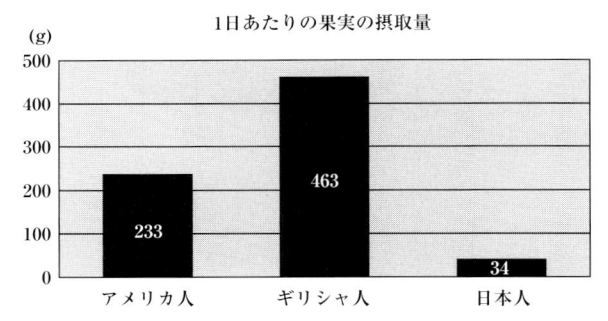

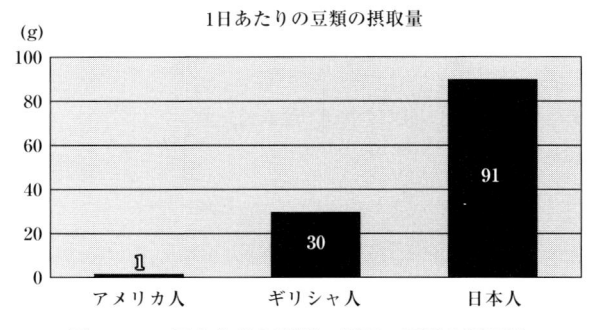

図18-4 1日あたりの野菜・果実・豆類の摂取量

の成績である（図18-4，表18-1）．

表 18-1 アメリカ人，ギリシャ人，日本人の 45 歳での余命と各種がんによる死亡率および食事中の野菜類の 1 日摂取量(g)

		アメリカ人	ギリシャ人	日本人
45歳での余命(年数)(1993年の統計)	♂	31	32	32
	♀	36	37	39
がんによる死亡率(人)(人口10万人中)	♂	102	83	98
	♀	87	61	77
乳がんによる死亡率(人)(人口10万人中)	♀	22	8	4
胃がんによる死亡率(人)(人口10万人中)	♂	6	10	48
	♀	3	6	26
大腸・直腸がんによる死亡率(人)(人口10万人中)	♂	11	3	5
	♀	10	3	5
1日の摂取量 野菜(g)		171	191	198
果実(g)		233	463	34
豆類(g)		1	30	91

2. 糖尿病について

1）糖尿病の歴史

　　　　糖尿病は肥満からおこる現代病のひとつとされているが，肥満症の少なかった昔でもすでに紀元1世紀に発見されている．現在はトルコ領になっている，カッパドキア地方の洞窟都市で水をたくさん飲む患者があり，アラテラウスという名医はこの患者に「ディアベテス」という病名をつけた．ディアベテスとは，水が砂にしみこむようにいくらでも水を飲むという意味を表している．糖尿病には，こういった喉が渇いてたくさん水分をとる症状があり，この言葉（Diabetes）は現在でも世界各国で広く使われている．
　　　　このように大昔でも，裕福な階級の人たちには過食や運動不足が多くみられていた．ローマ時代には，美味しいものをたくさん食べるため，喉に手を入れて食べたものを吐き出し胃を空にして，それ

からまた食べていたという．そういった症状は現在の「過食症」の症状とよく似ていると思われる．

　日本でも，昔は今と比べると食料は不足気味であり，よほど裕福な階層の人以外はお腹いっぱいに食べることはなかった．徳川時代の中期までは1日2食の習慣であったが，労働量の多い職人達はそれだけでは足りなかったので，間食として「おやつ」を食べるようになった．普通の生活をしていた人は1日2食だけだったので，糖尿病もほとんどみられなかったはずである．

2）急増している糖尿病

　糖尿病になる大きな原因は食べ過ぎと運動不足とが考えられている．どの時代でも，贅沢な食生活や食事の量が運動量を上回ることによって過剰なエネルギーが脂肪として体内に蓄えられる．たとえ食事の量を控えているつもりでも，栄養バランスの悪い脂肪の多い食事ばかりが続いてしまうと，摂取カロリーは大きくなり必要以上のエネルギーを摂取している場合もある．

　太平洋戦争の状況が大きく不利になった1943年頃から日本では食糧不足が目立ち始め，その頃はガリガリに痩せた人ばかりで，肥った人はほとんどみられなかった．ところが戦後15年経つと，食糧不足も徐々に改善され始め，その頃の統計では，糖尿病患者は1,000人に1人の割合となっている．それから30年の間に，糖尿病患者の数はウナギ登りに増え，1990年になると1,000人に13人の割合にまで増えてしまった．

　厚生省の調べでは，1997年には糖尿病患者数としては690万人であり，これから発病しそうな人（糖尿病予備軍）を含めると推計で1,470万にもなるという．今日では，成人7人に1人は糖尿病予備軍になっている．

3）糖尿病の病態

糖尿病は若年性糖尿病と成人型糖尿病とに分けられる．

（1）若年性糖尿病「インスリン依存性糖尿病」（IDDM）

これは若い時にかかる，インスリンの分泌が少ないことによって起こる糖尿病をいい，たいてい10代（時には小児期）で発病する．この病気は，インスリンを1日に数回注射をすることで治療できる．ウイルス感染や自己免疫などが原因といわれているが，はっきりとは解っていない．

（2）成人型糖尿病「インスリン非依存型糖尿病」（NIDDM）

このタイプは，成人になって発病することが多く成人型糖尿病と呼ばれているが，最近では若い人にも増えている．糖尿病全体の95％を占めている．

この型の糖尿病ではインスリンは分泌されているがそのインスリンが正常にはたらかなくなる場合をいい，インスリンを注射しても血糖は下がらない．栄養の過剰摂取や運動不足による肥満が主な原因とされていて，食事療法と運動療法とから生活習慣を改善して治療を行なう．

4）成人型糖尿病（NIDDM）の病態

インスリンが効かなくなる理由

この型の糖尿病は肥満している人に多くみられ，肥満している人の脂肪組織からは図18-5のような物質が発見されている．

脂肪酸は正常な脂肪組織からも必要に応じて分解され，放出されるが，肥満している人には脂肪組織が多いため，脂肪酸も多く放出

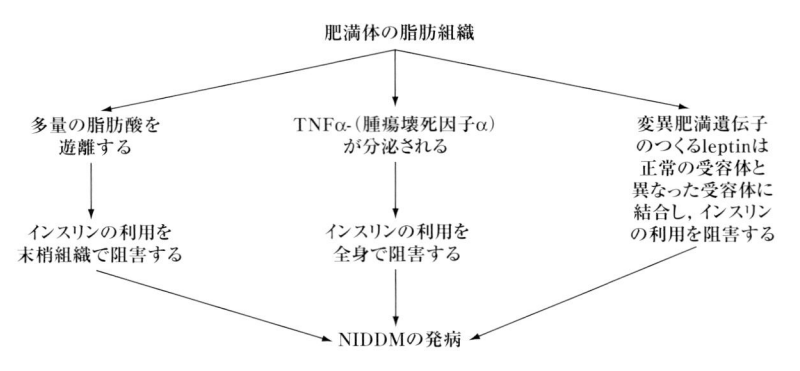

```
                          肥満体の脂肪組織
              ┌───────────────┼───────────────┐
        多量の脂肪酸を      TNFα-(腫瘍壊死因子α)    変異肥満遺伝子
        遊離する            が分泌される          のつくるleptinは
                                                正常の受容体と
                                                異なった受容体に
                                                結合し，インスリン
                                                の利用を阻害する
        インスリンの利用を    インスリンの利用を
        末梢組織で阻害する    全身で阻害する
              └───────────────┼───────────────┘
                         → NIDDMの発病 ←
```

図18-5　肥満によるインスリン抵抗性の発現機序

される．そして，その脂肪酸が末梢神経でインスリンのはたらきを邪魔するのである．

　また，正常な脂肪組織からも分泌される微量のTNF-α（腫瘍壊死因子）というタンパク質も肥満している人では分泌量が増え，これも全身にわたってインスリンのはたらきを妨げる．

　さらに，肥満している人では，変異した遺伝子によってつくられるレプチンのはたらきに変化がおこる．そのため，視床下部にあるレプチンの受容体にうまく結合できなくなり，いくら食べても満腹感がおこらない．

　インスリンは糖を細胞内に取り込む際に必要なホルモンであるが，肥満している人の多くはインスリンのはたらきが悪く，血液中の糖は細胞外にとどまってしまうので血糖が高いままになる．そうすると，腎臓が糖を再吸収できる限度を超えて，余分な糖分は尿中に出てしまい，さらに中枢神経，目の網膜，腎臓，血管も濃度の高い糖分に囲まれた状態になる．こういった糖の分布のアンバランスによって引きおこされるのが成人型糖尿病（NIDDM）である．

5）砂糖と糖尿病

　　糖尿病になると，1日に摂取できるカロリーが制限される．食品の中でも厳重に管理されるのは砂糖の量である．糖尿病患者が摂取できる砂糖は，1日に6g迄とされている．健康な日本人は1日に30g摂取できるが，そのうち約15gはすでに食品の製造過程で使用されていて，残りの15gの砂糖が調理やコーヒーなどに入れる砂糖として使える量である．

　　砂糖は分解されてグルコースとフルクトース（果糖）を生じるが，フルクトースは肝臓に入って脂肪に合成されやすいため，果糖が肥満の原因と考えられている．したがって，肥満を何よりも嫌う成人型糖尿病（NIDDM）には砂糖が目の敵にされているのである．

　　しかし，フルクトースをたくさん含んでいるのは菓子類だけではない．ジュース類や缶詰などにもフルクトースシロップが甘味料としてたくさん含まれている．最近肥満児が急増している原因のひとつに，フルクトースがたくさん含まれているジュース類をやたらと飲むからとも考えられている．

6）グリセミック・インデックス

　　糖尿病食を評価するのにグリセミック・インデックス（GI）を使う．グリセミック・インデックスとは，50gの糖質を含んでいる食品を摂取した後の血糖値の上昇率を，基準としている食パン（またはグルコース）を摂取した後の血糖値の上昇率と比較したもので，％で表した数字をいう．表18-2に糖質を含んでいる食品のGI値を表した．

　　GIが低い食品は血糖値の上昇が緩やかなので，糖尿病食としては適している．ただし，同じ食品でも調理方法によってGI値は異なる．

表 18-2 グリセミック・インデックス (GI)

糖質	グルコース	100
	フルクトース	20
	麦芽糖	105
	シュークロース	59
	コーンフレーク	80
	オートミール	49
	小麦粉	67
穀物	白パン	69
	黒パン	72
	玄米	66
	白米	76
	スパゲッティ	76
	全粒小麦粉	43
野菜	ビーズ	64
	ニンジン	92
	新じゃが	70
果実	リンゴ	39
	バナナ	62
	オレンジ	40
	グレープフルーツ	26
乳製品	アイスクリーム	36
	ミルク	34
	ヨーグルト	36

橋本・三浦；食の科学，羊土社．P125 1999．

7）肥満遺伝子

　　ob 遺伝子の産物，レプチンは正常な時は満腹感を与えるホルモンであるが，変異した ob 遺伝子の産物は肥満をおこす．

　　Ay 遺伝子に異変がおこると，マウスでは肥満と高インスリン血症とインスリン耐性がみられ，成人型糖尿病（non insulin-dependent diabetes mellitus, NIDDM）と同じような症状がおこる．この遺伝子の産物はアミノ酸131個から成るタンパク質で，その作

用はα-melanocyte stimulating hormoneがその受容体に結合するのを妨げる．

*Fat*遺伝子の所在する染色体上の位置はcarboxypeptidaseの遺伝子の近くにある．この付近に異常がおこるとインスリンはプロインスリンの段階でとまり，また視床下部のペプチドにも異変がおきて，中枢神経の肥満がおこる．*Tub*遺伝子はアミノ酸505個の視床下部に存在するタンパク質をつくっている．このタンパク質はエネルギー・バランスに関係があるものと考えられている．

8) 転写因子

脂肪組織に見出される転写因子の研究がNIDDMの治療に関連して注目されている．

白色脂肪組織にも褐色脂肪組織にも転写因子として，C/EBPやPPARγが見いだされている．これらの転写因子については核酸の章やタンパク質の章でも述べているが，特にPPARγは褐色脂肪組織に多く，プロスタグランジン，アラキドン酸などと結合しやすい点から肥満症の成立と深い関係があるものと考えられている（表18-4）．2，3の化合物がNIDDMに有効とされたが，今時に副作用も強く，医薬品としては見送られている．

表18-3 肥満遺伝子

肥満遺伝子名	ヒト染色体所在	遺伝子産物	異常があると
Ay	20q 13	agouti	インスリン抵抗性になる
fat	16q 22—24	carboxypeptidase E	プロインスリンからインスリンができない
ob	7q 31	レプチン	満腹感がおこらず過食する
tub	11p 15.1	視床下部タンパク	エネルギー平衡が乱れる
db	1q 31	レプチン受容体	レプチンが受容体に結合しない

表18-4 脂肪細胞の転写因子，C/EBPとPPARγの性質

略号	C/EBP	PPARγ
正式名	CCAAT/enhancer binding protein α, β, γ	Peroxysome proliferator activated receptor γ
DNAとの結合	TGCAGATTGCGCAATCTGCAを認識 結合部位にleucine zipperがある	zinc finger部分でDNAと結合する
存在	白色脂肪組織にも褐色脂肪組織にもある	白色，褐色両脂肪組織にあるが褐色脂肪組織
活性化物質		C_{20}の不飽和脂肪酸(アラキドン酸を含む) プロスタグランジン(特に15deoxy△12, 14 prostaglandin) 合成チアゾリジンジオン系化合物
転写因子刺激物質	Insulin-like-growth factor 1 glucocorticoid 脂肪酸 プロスタグランジン類 c-AMP	

不共役因子の研究の発展

不共役因子(uncoupling protein)というのは食品のもつ熱量が酸化的リン酸化と共役してATPを生産するのを阻害する因子である．クマ，サルなど寒冷地に棲む動物の褐色脂肪組織に多く，ATP生産の代わりに発熱作用がある．

ヒトには褐色脂肪組織は少なく，代わり筋肉中に別種の不共役因子のあることが発見された．この系の発達した人は「痩せの大食い」で，いくら食べても肥らない．

9) 新しい食品（低カロリー食品）の研究（表18-5）

新しい肥満対策として，運動量を増やして肥満を防ぐかわりに，カロリーの少ない脂肪や糖質を食べて肥満を防ぐ試みがある．これは1gの脂肪が従来の9kcalではなく，その1/2くらいの熱量しかない脂肪や，1g当たり糖質が2kcalしかない新しい食品を使用する方法である．

18章 生化学と関係の深い疾病

表18-5 低カロリーの脂肪代替食品

商品名	性状	熱量
カプレニン	トリグリド（カプリル酸(C8)） カプリン酸(C10) ベヘン酸(C20)	5 kcal/g
サラトリム	トリグリセリド ｛酢酸 ステアリン酸	約 5 kcal/g
オレストラ	砂糖と7〜8個の脂肪酸とのポリエステル	ナシ 吸収されず，したがって代謝されない
ソルベストリン	ソルビトールとも分子の脂肪酸のエステル	2.6 kcal/g

　脂肪は，トリグリセリドで脂肪酸が3分子グリセロールに結合している．新しく開発された低カロリー脂肪は，脂肪酸の長さが炭素原子8〜12個と短い状態で門脈を経由して肝臓へ運ばれ，早く代謝される．最近開発されたカプレニン（商品名）は，トリグリセリドでカプリル酸（炭素8個），カプリン酸（炭素10個）およびベヘン酸（炭素22個，腸からの吸収は悪い）が脂肪酸として結合しているが，その熱量はわずかに1g当たり5kcalに過ぎない．また，サラトリム（商品名）もトリグリセリドであるが，酢酸のような短鎖の脂肪酸もステアリン酸のような長鎖の脂肪酸も混じっている．ステアリン酸は吸収が悪く，人体実験でも1g当たり5kcalの熱量しかもっていないことが証明されている．

　20年も前に開発されたオレストラ（商品名，FDAが食品として承認）は，砂糖と脂肪酸のポリエステルで，脂肪酸が6個，7個，8個結合しているエステルである．これは吸収も代謝もされないことが証明されている．結合している脂肪酸は炭素数が8〜22個で従来の脂肪と変わらない味がするようになっている．

　ソルベストリン（商品名）は，砂糖ではなく糖質としてソルビトールを使い6分子の脂肪酸がエステル状に結合している．これは吸

収されず，1g当たり2〜6kcalの熱量がある．

　低カロリーの糖質としては，ポリオール（ソルビトールなどの糖アルコール），ポリデキストローズ，消化の悪いデンプン，オリゴフラクトースなどに分けられる．

和文索引

[ア]
アイソザイム 50
亜鉛指 68
アクチノマイシンD 115
アグリコン 81, 82
8-アザグアニン 59
アシドーシス 33, 103
アスパラギン 39
アスパラギン酸 38, 76
アスピリン 111
アセチルCoA 87
アセトアセテート 103
アデニン 57
アデノシル・メチオニン 79
アポトーシス 18
アミノ基 7, 35
アミノ基転移 76
アミラーゼ 54, 84, 125
アミロース 84
アミロペクチン 84
荒木寅三郎 20
アラキドン酸 16, 96, 97, 108
アラキドン酸カスケード 109
アラニン 38
アルカリ性ホスファターゼ 54
アルカローシス 33
アルギニン 39
アルコール 7
アルドース 80
アルブミン 130, 137
アロステリック部位 48
アロプリノール 59
アンチコードン腕 63
アンドロゲン 27
アンモニア 76, 77

アンモニア臭 77

[イ]
イヴプロフェン 111
イオン結合 8
イオン交換クロマトグラフィー 36
異性化酵素 47
イソロイシン 38
遺伝暗号 65, 66
遺伝子工学 71
イミダゾキノリン 152
インスリン 71, 84, 116, 117
インスリン欠乏 103
インスリン受容体 118
インスリン抵抗性 160
γインターフェロン 57
インドメタシン 111
イントロン 48

[ウ]
ウアバイン 81, 82, 128
ウラシル 57
ウロキナーゼ 134
ウロン酸 83
運搬RNA 16
運搬機能 131

[エ]
栄養所要量 142
江上不二夫 56
エキソン 73
エコアール 73
壊死 18
エストロゲン 27
エドマン試薬 40

エネルギー消費量	144, 146
エネルギー保存の法則	4
エネルギー落差	95
エピガロカテキンガレート	155
エピネフリン	118
エムデン・マイヤーホフの解糖系	86
エラスチン	44
遠位細尿管	139
炎症	111
エンハンサー	68

[オ]

オキシトシン	28
オルニチン	76
オレイン酸	97, 98

[カ]

ガーゴイ様顔貌	83
壊血病	43
解糖系	85, 95
概日性リズム	122
核小体	15
核仁	15
核分裂	14
核膜	14
過呼吸	24
加水分解酵素	47
ガストリン	121
渇感	32
カプリン酸	97
カプロン酸	97
カマ状貧血症	45
ガラクトース	80, 81
カルシウム所要量	143
カルニチン	99
カルボキシル基	7, 35
カルボニール基	7
渇きの中枢	11
ガングリオシド	105
還元	4

幹細胞	24
緩衝液	10
肝臓移植	16
官能基	7

[キ]

記憶	21
基質	49
基質レベルのリン酸化	91
基礎代謝	140
キノン還元酵素	153
キャップ	63
急性膵炎	54
狂牛病	12
強心配糖体	82, 128
胸腺ホルモン	122
共有結合	5
極性分子	10
極性溶媒	10
巨大染色体	62
キロミクロン	96, 104, 128
近位尿細管	138

[ク]

グアニン	57
クエン酸サイクル	87, 88, 92
組み替えDNA	71
グリコーゲン	81, 93
グリコーゲン蓄積病	94
グリコサミノグリカン	43, 81
グリコシド	81
グリコスフィンゴリピド	105
グリシン	38
グリセミック・インデックス	161
クリック	61
グルカゴン	116, 117, 118
グルコース	80, 81
グルコース・キャリア	84
グルココルチコイド	116
グルタチオン・トランスフェラーゼ	153

グルタミナーゼ	77
グルタミン	39, 77
グルタミン酸	39
クレアチニン	139
クレブスサイクル	87
クロイツフェルト・ヤコブ病	12
クローン	72
グロブリン	131
γグロブリン	131
クロマチン	18

[ケ]

形質膜	17
血圧	25
血液凝固	133
血液凝固カスケード	133
血液中の物質の正常値	135
血液のPh	32
血管	25
血球の寿命	25
月経	27
血小板	134
血小板の半減期	25
血栓	32
血糖値	44
ケトース	80
ケト酸血症	33
ケトン体	103, 104, 106
ケラタン硫酸	83
減数分裂	26

[コ]

コアタンパク質	83
高圧液体クロマトグラフィー	36
高エネルギーリン酸	92
高エネルギーリン酸結合	91
光合成	2, 3, 80
甲状腺ホルモン	115, 124
合成酵素	48
酵素基質複合体	51
酵素の活性中心	49

抗体	132
高地への順応	23
高尿酸血症	59
効率	100
抗利尿ホルモン	34
高齢者の水分量	32
呼吸鎖	91
呼吸比	140
呼吸量	22
国際生化学連合	47
五炭酸リン酸側路	94
コラーゲン	43, 71
コラーゲン層	134
コリ回路	95
コリ夫妻	95
ゴルジ体	17
コルチゾール	116
コレステロール	106, 128
コレチストキニンーパンクレオザイミン	121
コンドロイチン硫酸	83
コンドロイチン酸	83
コンピューターグラフィック	40

[サ]

サイクリン	74, 75
最大速度	52
細尿管	30
細尿管からの分泌	139
細胞外液	32, 33
細胞外マトリックス	44
細胞核	13
細胞質	13
細胞周期	73
細胞内液	32, 33
細胞に含まれる元素	3
細胞の寿命	15
細胞分裂期	73
細胞膜	106
サイモシン	122

サイモポエチン	122
サイロキシン	124
酢酸	97
サザン	71
砂糖	81
酸化	4
α酸化	100
ω酸化	100
β酸化	100
サンガー	37
サンガーの試薬	37
酸化還元酵素	47
酸化水	30
酸化的脱アミノ反応	76
酸化的リン酸化	82, 83
酸性度	9
酸性ホスファターゼ	54
酸素	6
酸素分圧	22
酸素飽和度	22

[シ]

βシート	40
紫外線	107
耳下腺炎	54
ジギタリス	81
糸球体	136
シクロオキシゲナーゼ	110, 111
シクロペンタノペルヒドロフエナントレン核	106
自己増殖能	12
脂質	96
システイン	38
ジスルフイド結合	8
至適pH	9
シトクロム	91
シトクロムオキシダーゼ	44
シトシン	57
シトルリン	76
脂肪細胞の転写因子	63

脂肪酸	96
2,3ジホスホグリセレート	23
射精	27
シャペロニン	42
周期率表	2
終結の遺伝暗号	70
集団ヒステリー	24
絨毛ゴナドトロピン	28
受容体	114
消化管ホルモン	121
松果体ホルモン	122
上小体	122
常染色体	26
上皮小体ホルモン	116, 117
正味の濾過圧	136
除去付加酵素	47
触媒部位	49
蔗(ショ)糖	81, 82
所要エネルギー	140
心筋梗塞	50, 55
心筋疾患	55
心耳性抗ナトリウム利尿ホルモン	123
人体の水分量	30
伸長因子	70
新陳代謝	13
浸透圧	11, 131
心拍	26
心房細動	26
心房性の頻脈	26
心房粗動	26

[ス]

水素	6
水素イオン	8
水素イオン濃度	8
水素結合	8, 42, 61
水素伝達系	90
水分全体の再吸収率	30
水分の再吸収	30
水和	11

スクアレン	106		[タ]	
スクラーゼ	84		体液中に多い無機塩	30
スクロース	81		代謝回転	13
ステアリン酸	97		胎盤	28
ステロイド	96, 105		ダウン症候群	26
ステロイドの生合成	107		ダグラスバック	140
ステロイドホルモン	115		多酵素複合体	100
スフィンゴ糖脂質	96		脱水症状	30, 31
スプライシング	48		多糖類	81
隅川宗雄	20		タバコモザイク病ウイルス	12
スルファチド	105		短期の記憶	21
スルホサルチル酸	137		短鎖脂肪酸	129
スルホラファン	153		炭酸脱水酵素	46
			胆汁	96, 106
[セ]			胆汁酸	108
生活活動強度	145		胆汁酸塩	108
制限酵素	71, 73		炭水化物	80
精子の形成温度	27		炭素	6
正常尿の成分	138		タンパク合成	66
性染色体	26		タンパク質所要量	143
生体肝移植	16		タンパク質に含まれるL-αアミノ酸	37
生体膜モデル	17		タンパク質の変性	42
静電結合	42		タンパク質の優劣比較	145
生物の化学組成	2		タンパク質を構成しているアミノ酸	35
赤血球の寿命	25		短腕	14
セクレチン	121			
絶食	103		[チ]	
セラミド	105		チアミン	146
セラミド・オリゴサカリド	105		地球の化学組成	2
セリン	38		窒素	6
セレブロシド	105		窒素平衡	143
潜在睾丸	27		チミン	57
染色体	14		着床	28
選択的再吸収	138		長期の記憶	21
前立腺	54, 106		長腕	14
			チラコイド	4
[ソ]			チロキシン	115
造血	24		チロシン	39
疎水結合	8, 42		チロジン・キナーゼ	118

[テ]
低カロリー食品 164
低分子核RNA 64
テトラヒドロ葉酸 78
テトラピロール環 44
デルマタン硫酸 83
転移酵素 47
電子伝達系 87, 88, 89
転写因子 63, 68, 163, 164
転写酵素 62
デンプン 81, 84

[ト]
糖化ヘモグロビン 44
動原体 14
糖質 80
糖新生 94, 95
糖タンパク 80
糖尿病 103
特異動的作用 141
ドデシル硫酸ナトリウム 43
トランスアミラーゼ 54
トランスフェリン 131
トランスロケーション 70
トリアシルグリセロール 96, 104
トリソミー 26
トリプトファン 40
トレオニン 38
トロンビン 133
トロンボキサン 110

[ナ, ニ]
内分泌 114
ナトリウムポンプ 127
二酸化炭素 7
二次性徴 27
二重結合 7, 8
ニトロソ化合物 152
乳酸 24
乳酸脱水素酵素 50

乳糖 53, 81, 82
尿 77
尿細管 138
尿酸 139
尿素 87
尿素サイクル 76
尿崩症 122
尿量 30
妊娠黄体 28
ニンヒドリン 36

[ヌ, ネ]
ヌクレオシド 57
ヌクレオソーム 61, 62
ヌクレオチド 57
熱ショックタンパク 42
ネフローゼ症候群 54
ネフロン 137
粘着末端 73

[ハ]
配糖体 81
肺胞 22
排卵 27
麦芽糖 84
白血球の寿命 25
薄層クロマトグラフィー 36
バリン 38
パルミチン酸 97, 100
半透膜 11
パントテン酸 147

[ヒ]
ヒアルロン酸 83
ビオチン 78, 102, 147
ヒスチジン 39
非ステロイド抗炎症薬 111
ヒストン 61
ビタミンA 148
ビタミンB_1 146

ビタミンB_2	146
ビタミンB_6	147
ビタミンB_{12}	78, 147
ビタミンB群	50
ビタミンC	148
ビタミンD	147
ビタミンD_3	106
ビタミンE	148
ビタミンK	147
ビタミン所要量	146
ビタミンの構造	150
非タンパク質性呼吸商	140
必須アミノ酸	36, 39, 143
必須不飽和脂肪酸	97
βヒドロオキシ・ブチレート	103
ヒドロオキシリジン	39, 43
ヒドロキシプロリン	40, 43
肥満遺伝子	162, 163
ピューロマイシン	115
表面活性剤	108
ピリドキサルリン酸	76
微量元素	30
ピルビン酸	86
ピルビン酸脱水素酵素複合体	86

[フ]

フィッシャー	51
フィブリノーゲン	133
フィブリン	44, 133
フェニルアラニン	39
フェニルチオヒダントイン	40
フェノール	7
不感蒸泄	30
不共役因子	164
不整脈	26
不飽和結合	98
プリオン	12
プレドニソロン	116
プリン塩基	59
フルオロウラシル	59

1-フルオロ-2,4-ジニトロベンゼン	40
フルクトース	80, 81
プロゲステロン	28
プロスタグランジン	16, 96, 106, 108, 110
プロセッシング	71
プロテアーゼ	53
プロテイン・キナーゼ	74, 118
プロテオグリカン	80, 81
プロトロンビン	133
プロトン	8, 46
プロトン濃度	9
プロピオン酸	97
プロリン	40, 43
分娩	28

[ヘ]

閉塞性黄疸	54
ペーパークロマトグラフィー	36
ヘキソサミン	80
ペプシン	125
ペプチジールトランスフェラーゼ	63, 69
ペプチダーゼ	53
ペプチド鎖の伸長	69
ペプチドホルモン	115
ベヘン酸	97
ヘム	44
ヘムタンパク質	44
ヘモグロビン	22, 45, 46
ヘモグロビンとO^2の結合曲線	23
αヘリックス	40
ヘリックス	43

[ホ]

補酵素	49
ホスホリパーゼA_2	109
ホスホリラーゼ	93
ホプキンス	52

[マ]
マーガリン   98
マイヤーホフ   86
末端小粒   15
マロニルCoA   101
マルトース   81
マンノース   80

[ミ]
ミーシャー   56
ミオグロビン   44, 45
ミカエリス   52
ミクロソーム分画   101
ミセル   96, 108
ミトコンドリア   15
ミネラル・コルチコイド   116
脈圧   26
ミリスチン酸   97

[ム]
無機化合物   5
無極性分子   11
無極性溶媒   11
ムコ多糖   83
ムコ多糖症   83
ムチン   125

[メ, モ]
メタンガス   129
メチオニン   38, 79
メチルイミダゾキノリン   152
メチル基   7
メッセンジャーRNA   14, 16, 62
メバロン酸   106
メラトニン   122
6-メルカプトプリン   59
免疫グロブリン   131
モノグリセリド   96

[ユ, ヨ]
有機化合物   5
有機溶媒   11
誘導酵素   53
緩やかな結合   9
葉緑体   4

[ラ]
ラウリン酸   97
酪酸   97
ラクターゼ   84
ラクトース   81

[リ]
リガーゼ   49
リグノセリン酸   97
リジン   39, 43
リソソーム   16
利尿作用   30
リノール酸   97
リノレン酸   97
αリノレン酸   152
リパーゼ   96
リポキシゲナーゼ   110
リボザイム   48
リボソーマルRNA   63
リボソーム   65, 115
60sリボソーム   63
40sリボソーム顆粒   64
リボフラビン   146
リポプロテイン   96, 105
リポプロテイン・リパーゼ   54
リラキシン   28
リン脂質   96, 104

[レ, ロ, ワ]
レシチン   18, 128
レスベラトール   154
レチノール   148
レプチン   160

レンニン	125	ロイシン・ジッパー	68
ロイコトリエン	110	濾過	136
ロイシン	38	ワトソン	61

欧文索引

1-monoacylglycerol	128
2,3DPG	23
2-monoacylglycerol	128
4-hydroxy proline	40
5-methyl-acetyltryptamine	122

[A]

acetoacetate	103
acetyl CoA	86, 98
acid phosphatase	54
ACTH	115
Actinomycin D	70
active site	48
active transport	84
Addison病	122
ADH	34, 117
ADP	58
Adrenocorticotropic hormon	119
alanine	38
aldose	80
alkaline phosphatase	54
allosteric site	48
allosteric effeotor	48
aminopeptidase	127
amitosis	15
AMP	58
amylase	54, 124, 126
amylopectin	84
amylose	84
Andersen病	94
androgen	27
antidiuretic hormone	34
apoptosis	18
arginine	39
ascorbic acid	148
asparagine	39
aspartic acid	38
ATP	4, 58, 92, 100
autocrine	114

[B]

basal metabolism	140
biotin	101, 147
blood brain barrier	21
Bowman囊	136
branching enzyme	93, 94
brush border	128
buffer	10

[C]

c-AMP	58, 117
calcitriol	123
carbohydrate	80
carboxypeptidase	126
catalytic site	49
cDNA	73
centriole	14
Cephalin	105
Chloramphenicol	70
cholecystokinin-pancreozymin	121
cholinesterase	54
chondroitin sulfate	80
choresterol ester hydrolase	126
chylomicron	96
chymotrypsin	126
circadian rhythm	122
cis	98
CK	55
CO-factor	68
CoA SH	58

coenzyme	49, 86
Coli	93
collagen	43
conformational change	50
Corticotropin releasing hormon	119
covalent bond	5
CPK	55
creatine kinase	55
creatinine	139
cyclic 3' 5' -AMP	58
cyclin-dependent-protein-kinase	74
Cycloheximide	71
cyclooxygenase	109
cysteine	38
cystic fibrosis	74
cytochromes	91, 108

[D]
Debranching enzyme	93
deoxyribonuclease	127
DHA	97
Diabetes	157
disaccharidase	127
disulfide bond	8
dithiol thione	153
DNAの二重鎖	60

[E]
e-EF-1α	70
elastin	44
electron transfer system	87, 91
endocrine	114
endocytosis	18
endonuclease	73
endoplasmic reticulum	15
enhancer	68
enzyme	47
EPA	97
epigallocathechin-3-gallate	155
epiphysis cerebri	122

Erythromycin	71
essential amino acid	36
estrogen	27
exocytosis	18
exon	63, 68

[F]
facteur thymique sérique	122
FAD	58, 86
fatty acid	96, 128
fibrin	43
folic acid	147
Follicle stimulating hormon	119
FSH/LH	117

[G]
GAGの形状	83
Gargoylism	83
gastrin	121
giycerol	103
globulin	131
glucagon	119
gluconeogenesis	94
glutamic acid	39
glutamine	39
glycine	38
Glycogen synthase	93
glycoprotein	80
glycosaminoglycan	81
glycoside	81
glycosphingolipid	96, 105
GnRH	119
Golgi body	16
Gonadtropin-releasing-hormone	118

[H]
haptglobin	131
HbF	46
HbS	46
HCO_3	101

heme	44	lipoprotein	96
heme protein	44	lipoprotein lipase	104
hemoglobin	44	lipoxygenase	109
hemopectin	131	Lutenizinghormon releasing hormon	119
hexosamine	80	lyase	47
high-pressure liquid chromatography	36	lysine	39
histidine	39	lysosome	16
HMGCoA	106		
homeostasis	34	[M]	
hydrolase	47	m-RNA	62, 63
hydroxylysine	39	m-RNA	14
hypervariable region	131	maltose	82
		McArdle病	93
[I]		melanocyte-stimulating hormone	121
IDDM	159	melatonin	122
IgD	132	met-t-RNA	66
IgE	132	metabolic turnover	13
IgG	132	methionine	38
IgM	132	mevalonic acid	106
intron	63	Michaelis-Mentenの式	51
ion exchange chromatography	36	mioglobin	44
isoleucine	38	Mn^{2+}	100
isomerase	47		
isozyme	50	[N]	
		NAD	58, 86
[K]		NADP	58
ketose	80	NADPH	100
kinetechore	14	niacin	147
		nicotinamide	147
[L]		NIDDM	159
lactate dehydrogenase	55	ninhydrin	36
lactose	81, 82	nonprotein-respiratory quotient	140
LDH	55	northourn blot	72
Lecithin	105	nucleosidase	127
leucine	38	nucleosome	15, 61
leucine zipper	68		
ligase	48	[O]	
Lineweaver-Burkの式	52	organism	5
lipase	54, 126	ortipratz	153
lipoamide	86	oxydoreductase	47

oxytocin	122	pyridoxal phosphate	147
		pyridoxamine phosphate	147
[P]		pyridoxine	147
pantothenic acid	147		
paper chromatography	36	[R]	
paracrine	114	r-RNA	63, 64
parathyroid hormon	119	recombinant DNA techniques	71
PCR	73	releasing factor	70
pentose phospate cycle	94	Renin-Angiotensin-system	119
pepsinogen	126	rennet	126
peptone	126	rennin	124, 126
PEST配列	53	respiratory quotient	140
PFPCK	118	respiratory chain	91
pH	9	resveratol	154
phage	72	retinol	148
phase II enzyme	153	riboflavin	146
phenylalanine	39	ribonuclease	127
phosphatase	127	ribozyme	48
Phosphatidyl serine	105	Rifampicin	70
Phosphatidyl inositol	105		
phosphoenolpyruvic acid		[S]	
carboxylase	120	SDS	42
phosphofructokinase	85	secretin	121
phospholipase	127	sequenator	40
phospholipid	96, 104	serine	38
pineal body	122	snRNA	64, 73
Plasmalogen	105	somatostatin	123
Plasmid	73	southerm blot	72, 73
pleiotrophic response	16	specific dynamic action	141
polynucleotidase	127	Sphingomyelin	105
prasmid	71	splicing	48
prion	12	starch	84
programmed cell death	19	steroid	96
proline	40	Streptomycin	71
promoter	68	substrate	49
prostaglandin	16, 96	sucrose	81, 82
proteoglycan	80	sulforaphan	153
proteose	126	Swedberg	65
proximal tubule	138		
ptyalin	124		

[T]
t-RNA	62, 63
tampon	10
TATA box	63, 68
TCA cycle	87
TCA回路	89, 90
teromea	15
Tetracyclines	70
thiamin	146
thin layer chromatography	36
threonine	38
thymopoietin	122
thymosin α 1	122
thymus humoral factot γ 2	122
tissue plasminogen activator	134
tocopherol	148
trans	98
transaminases	54
transcription factor	63, 68
transfer RNA	16
transferrin	131
trasferase	47
triacylglycerol	96, 128
triple helical structure	43
trypsin	54, 126
tryptophan	40
TSH	117
tyrosine	39

[U]
ubiquitin	53
uridin diphosphate glucose	93

[V]
valine	38
vasoactive intestinal polypeptide	121
vasopressin	122
vector DNA	71
very low density lipoprotein	104
virus	72
vitamin A alcohol	148
von Gierke病	93

[W]
Warburg-Dickens経路	94
western blot	72

[Z]
zinc finger protein	123
zinc finger	69
Zunts-Schunburg-Lusk	141
α-helix	40, 41
β-hydroxybutyrate	103
β-sheet	40, 41

はじめての生化学
―化学・生物学の初歩から始めよう―
定価（本体2,000円＋税）　　　　　　　　　　　　　検印省略

2000年11月20日　第1版第1刷発行

著　者　　三浦　義彰　　橋本　洋子
発行者　　太田　博
発行所　　株式会社　杏林書院
　　　　　〒113-0034　東京都文京区湯島4-2-1
　　　　　Tel 03（3811）4887　　Fax 03（3811）9148

ISBN4-7644-0051-0　C3047　　　　　　　杏林舎／坂本製本所
Printed in Japan

Ⓡ＜日本複写権センター委託出版物・特別扱い＞
本書の無断複写は，著作権法上での例外を除き，禁じられております．
本書は，日本複写権センターへの特別委託出版物（日本複写権センター
「出版物の複写利用規定」で定める特別許諾を必要とする出版物）です．
本書を複写される場合は，すでに日本複写権センターと包括契約をされ
ている方も，そのつど事前に日本複写権センター（電話03-3401-2382）
を通して当社の承諾を得て下さい．